ESSAI

DE

TOPOGRAPHIE

MÉDICALE.

ESSAI

DE

TOPOGRAPHIE

MÉDICALE

DE LA VILLE DU MANS

ET

DE SES ENVIRONS,

PAR J. C. LEBRUN, MÉDECIN.

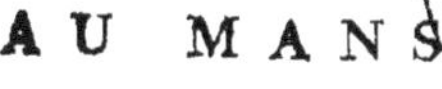

AU MANS,

Chez FLEURIOT, Imprimeur-Libraire, rue Marchande.

M. DCCC. XII.

INTRODUCTION.

Les préceptes établis par Hippocrate dans son Traité des Airs, des Eaux et des Lieux, production immortelle de la médecine antique, rappellent aux médecins l'indispensable nécessité de connaître la nature du pays où ils exercent leur art, en s'éclairant de l'expérience de ceux qui ont parcouru la carrière médicale dans les mêmes lieux [1]; tel est le motif qui

[1] La Société de médecine de Paris a fait plusieurs fois appel aux médecins pour la seconder, par de bonnes observations, dans son plan général de Topographie médicale, qui a pour but l'avancement de la science, d'après une étude plus approfondie de l'influence du climat sur les tempéraments, les habitudes, les maladies, etc.

« Toutes les sciences qui se perfectionnent par l'observation, a dit Vicq d'Azir, doivent être cultivées en commun; celui qui s'isolerait au milieu du monde savant, perdrait un avantage inappréciable; ne comptant que sur ses propres lumières, il pourrait commettre des fautes graves, et ne prenant conseil

m'a fait entreprendre ces recherches. S'il m'eût été possible d'embrasser un horizon plus étendu, j'eusse trouvé des choses plus importantes à décrire, des dissemblances remarquables à faire ressortir, et des faits de pratique d'un plus grand intérêt; borné à quelques cantons très-circonscrits, je n'ai pu esquisser qu'un coin du tableau.

De tous les objets dont cet Essai se compose, le sol paraît un des plus essentiels à bien connaître, puisque les hommes, les animaux, les substances qui leur servent de nourriture reçoivent sans cesse son influence, et participent toujours de la nature des lieux qui les produisent.

« Le pays dans lequel on est nourri, dit « le patriarche de la médecine, est une » des principales causes du changement qui » s'opère dans les corps. Il est des tempé» raments qui tiennent des lieux mon-

---

que de lui-même, à peine saisirait-il quelques anneaux de cette chaîne immense qui forme l'ensemble des connaissances acquises. » *Œuvres de* VICQ-D'AZIR, par J. MOREAU, *fragment de médecine et d'hygiène.*

» tueux ou couverts de bois ; il en est » d'autres qui participent des terres légères, » des pays de prairies, de marécages ou » de plaines nues et arides, la nourriture » de l'homme conservant toujours le carac- » tère de la terre qui l'a fait naître. » Ces vérités, reconnues dans tous les temps, doivent être la base immuable de l'observation en médecine, comme en législation et en morale.

Sous le titre Atmosphère, doivent être décrits les principaux phénomènes météorologiques observés dans les environs. Peut-être conviendrait-il de les faire coïncider avec les maladies régnantes, quoiqu'elles n'y soient pas toujours subordonnées; elles sont parfois très-multipliées et d'un caractère grave, tandis qu'il existe à peine de légers changements dans l'atmosphère : de même que l'on remarque des transitions brusques et fréquentes, qui n'occasionnent aucun dérangement apparent dans la santé. Le manque d'observations suffisantes sur l'action des principaux météores, rend cet article fort incomplet.

Il serait convenable d'indiquer, selon la nomenclature la plus suivie, les productions organiques et inorganiques du pays; mais quel serait l'avantage d'une entreprise qui servirait à peine de sommaire aux recherches très-instructives de plusieurs naturalistes de ce département sur ces différentes substances ?

La ville du Mans, considérée sous les rapports physiques, présente différentes choses importantes à examiner : la position et direction des rues, les divers aspects par rapport à l'influence des vents et du soleil, les principaux établissements, etc. Que ne puis-je donner à chacun de ces objets tout le développement et l'intérêt qu'ils exigent !

Quels que soient les lieux où le médecin exerce sa profession, il doit s'attacher à connaître les mœurs des habitants; elles lui servent de guide dans les maladies qui leur sont particulières... Les événemens successifs qu'ont éprouvés les Manceaux depuis plusieurs siècles, les relations multipliées avec leurs voisins et la capitale, l'accroissement du luxe, l'espèce de confusion qui règne dans plusieurs classes de la société, etc., m'ont présenté des difficultés que j'aurais vainement essayé de surmonter :

d'autres rempliront cette tâche avec plus d'avantage. Laissons à ceux qui consacrent leurs veilles à la recherche philosophique des monumens antiques de cette ancienne province, la gloire de nous apprendre quels furent nos ayeux, leurs institutions, leur génie.

Les vêtements sont depuis long-temps le sujet d'une sage critique que l'esprit de frivolité rejette sans cesse. Comment s'opposer aux progrès des modes et du faste, même dans les derniers rangs de la société, où l'on sait qu'ils ne peuvent se soutenir qu'au préjudice de l'ordre social ?

Les substances alimentaires employées dans cette contrée, différant à peine de celles en usage dans la plus grande partie de la France, la description en serait superflue ; le Maine produit en général des aliments d'une bonne qualité.

Dans l'article sur les morts, j'aurais pu rapporter quelques faits particuliers à ce département, et insister davantage sur les malheurs occasionnés par des inhumations précipitées ; j'ai craint de réveiller des souvenirs trop amers... D'ailleurs, pour prévenir ces déplorables accidents, ne suffût-il pas d'en rappeler l'idée affligeante à ceux qui dirigent la police ?

La seconde partie de cet Essai renferme des recherches sur les maladies qui ont régné au Mans et dans les environs; elles se trouvent disposées par ordre de dates. L'épidémie désignée la première sera peut-être regardée comme apocryphe ou fabuleuse ; des historiens du Maine en ayant parlé, il convenait au moins de la noter.

Les doutes que j'ai élevés sur la lèpre, dérivent des moyens insignifiants et même dérisoires employés pour la reconnaître, en outre d'une sorte de contradiction et d'obscurité remarquées dans les ouvrages de différents auteurs qui ont décrit cette maladie.

Le feu sacré ou mal des ardents, devient aussi le sujet d'une espèce de contestation, relativement à sa nature, si l'on consulte les écrits de certains médecins qui semblent l'avoir confondu avec l'érysipèle, malgré les traits distinctifs qui caractérisent ces deux maladies.

Depuis la disparition du feu sacré jusqu'au commencement du seizième siècle, aucune tradition ne prouve qu'il y ait eu de fréquentes épidémies ; cependant on en remarqua une, qui, long-temps stationnaire, disparut et revint à diverses époques, exerçant toujours de nouveaux ravages, jusque vers la fin de ce même siècle. Les médecins qui écrivaient alors, auraient-ils négligé de l'observer? Les caractères principaux de plusieurs épidémies ont eté recueillis en général avec soin depuis 1743 jusqu'à ce jour ; l'on regrette de ne pas avoir de renseignements plus positifs sur les épidémies antécédentes.

Au nombre des maladies prédominantes au Mans et dans les environs, il en est qui règnent plus rarement dans les campagnes, d'autres plus particulières à certaines classes. On remarque aussi que les affections muqueuses, nerveuses, lymphatiques, et celles qui surviennent à la cessation des règles sont plus communes dans la ville, et que les maladies inflammatoires atteignent plus ordinairement les habitants des campagnes.

A la suite de cette série de maladies ; j'ai cru devoir placer celles qui paraissent plus fréquentes qu'autrefois. Ce dernier article paraîtra peut-être problématique par la difficulté d'en saisir les causes éloignées. La fièvre adynamique, comme on le verra, n'est qu'accidentellement plus fréquente, étant presque toujours déterminée ou par le traitement mal dirigé de certaines fièvres primitives, ou par l'accroissement de leur période d'irritation.

J'ai terminé ces recherches par une indication sommaire des médecins, chirurgiens et naturalistes nés dans le Maine, qui se sont le plus distingués, soit par leur pratique, soit par leurs écrits. J'aurais désiré pouvoir connaître toutes leurs productions et l'esprit qui les caractérise. Rappeler la mémoire des savants, est à la fois rendre hommage à leur mérite, et offrir des modèles à ceux qui cultivent les sciences.

Je dois exprimer ici toute ma reconnaissance à M. Mauluy [2], pour les renseignements qu'il a bien voulu me donner.

---

[2] Naturaliste résidant au Mans.

ESSAI

DE

TOPOGRAPHIE MÉDICALE.

PREMIÈRE PARTIE.

TITRE PREMIER.

Du Sol.

L'INFLUENCE du sol sur ceux qui l'habitent sera long-temps un objet de discussions et d'opinions opposées. Certains auteurs en nient les effets, d'autres les exagèrent peut-être trop ; cette influence est positive, sans être illimitée. Si l'on compare certains cantons, leur horizon, les vents auxquels ils sont exposés, la qualité du terrain, leurs productions, le caractère physique et moral des habitants [5],

[5] « Le climat, dit Tourtelle, peut changer entièrement les mœurs d'un peuple ; une colonie prend

on voit que tous les corps portent une empreinte particulière du sol qui les produit. La contrée qui fait le sujet de cet Essai se trouve dans un climat tempéré, sous le 48.e degré de latitude; on y rencontre des sites agréablement variés, et riches par leur fécondité, sur-tout de l'est au sud-ouest, du côté de la rive droite de la Sarthe, dont le terrain est presqu'entièrement argilo-calcaire; les habitants y sont généralement robustes, et arrivent à un âge avancé; leurs maladies, presque toujours inflammatoires, passent rarement à l'état chronique. Sur la rive gauche de l'Huisne, et de la Sarthe, au-dessous de la jonction de ces deux rivières, tout semble au contraire faire ressortir la fertilité et la richesse de la partie opposée. L'on ne cultive, pour ainsi dire, dans ce canton sablonneux et

---

peu à peu la constitution physique et le caractère du pays où elle a été transplantée. »

« Les passions, comme le génie, sont dans une étroite dépendance du climat, l'amour par exemple, toujours un délire dans les pays chauds, est une passion douce dans les climats tempérés. Dans les pays froids, ce n'est plus une passion, mais le sentiment tranquille d'un besoin peu urgent. » DESEZE.

aride, que du seigle, de l'avoine, du maïs, des pommes-de-terre [4]; aussi la plupart des paysans sont-ils faibles, peu actifs, sujets aux maladies muqueuses, vermineuses, aux dyssenteries, aux engorgements des viscères du bas-ventre, aux infiltrations, etc. [5].

Quelque stérile que soit cette partie du département, on ne voit point le jeune paysan l'abandonner pour aller jouir des avantages que lui présentent les cantons fertiles qui l'avoisinent. Tel est l'attrait irrésistible des lieux où nous avons reçu les premières impressions.

Le sol de cette contrée participe des

---

[4] Ces paysans préparent avec le seigle, l'avoine, le maïs, etc., de mauvais pain qu'ils mangent le plus souvent avec des pommes-de-terre cuites dans l'eau, et assaisonnées d'un peu de sel, ou bien des châtaignes bouillies, écrasées ensuite dans du lait écremé.

[5] « La stérilité des terres, a dit Montesquieu, » rend les hommes industrieux, endurcis au travail, » courageux, propres à la guerre; il faut bien qu'ils » se procurent ce que le terrain leur refuse. » *Esprit des Lois, t. 2., l. 18.* Sans doute que le peu d'étendue de la contrée dont il s'agit doit faire exception aux préceptes de cet écrivain célèbre.

plaines et des pays montueux, garnis de quelques forêts; une égale variété se fait remarquer dans la plus grande étendue, soit dans la configuration, soit dans la nature des productions, de même que parmi les hommes qui l'habitent. Les collines qui le traversent en différentes directions, étant en général peu élevées [6], ne paraissent avoir d'influence que sur certains lieux; un des plus remarquables est le bourg d'Yvré-l'Évêque, qui se trouve dominé du nord-ouest au sud-est, du côté du levant, de collines dont la disposition y favorise presqu'exclusivement l'action des vents de l'ouest et du sud. De larges fossés, toujours remplis d'eau croupissante, une grande surface de la rivière d'Huisne, augmentée par les courbes qu'elle décrit en cet endroit, ajoutent

---

[6] Si l'on observe du point le plus élevé de la ville, on voit ces collines borner l'horizon à l'orient et à l'occident : portant ensuite les regards au nord et au midi, à peine l'œil peut-il en atteindre le terme. Une gorge formée par deux collines, à peu de distance au-dessus de la ville, rend le vent du nord plus impétueux, plus nuisible quand il succède à celui du midi.

encore à l'insalubrité de cette position. Yvré a été plusieurs fois le siège de fièvres épidémiques, gastriques, muqueuses, etc., etc.

Atmosphère.

L'Air atmosphérique doit être examiné ici sous deux rapports, comme véhicule d'émanations diverses, et relativement aux météores, à la température, dont il résulte des effets d'autant plus puissants sur les corps, que leur organisation est plus compliquée. « L'air, selon Hippocrate, est la cause essentielle de la vie, ainsi que des maladies et de la mort. »

Chacun sait que l'air est sujet à de fréquentes altérations, particulièrement dans les grandes villes, où tant de causes y concourent. Les campagnes n'en sont pas toujours exemptes; des amas d'immondices encombrent les issues de la plupart des habitations; beaucoup de réservoirs d'eaux stagnantes, appelés mares, reçoivent souvent l'égoût des fumiers, et servent aussi à rouir le chanvre. On conçoit que ces sortes de vaporisations altèrent les qualités de l'air, et peuvent entretenir des maladies, sur-tout dans les endroits bas.

La variation des vents est telle, selon les saisons et les lieux, qu'il n'est pas toujours facile d'en apprécier les effets. « Buffon, dans sa Théorie de la Terre, dit que rien ne paraît plus irrégulier, plus variable, que la force et la direction des vents dans nos climats. » Ces ébranlements de l'atmosphère sont quelquefois si violents dans cette contrée, qu'ils causent les ouragans les plus impétueux, les plus dévastateurs, particulièrement vers les équinoxes, le vent soufflant de l'ouest et du sud-ouest, accompagné de pluies plus ou moins durables.

Les vents dominants de ce pays viennent de l'ouest et du nord; l'Océan, dont nous sommes peu éloignés, contribue beaucoup à rendre humide celui de l'ouest, qui règne, chaque année, une grande partie de l'automne et de l'hiver. Le vent du nord prédomine pendant les mois de mars, avril et mai, en inclinant par intervalle du côté de l'est ou de l'ouest. Le vent du sud se fait quelquefois remarquer au solstice d'été et aux équinoxes; il est souvent accompagné de pluies, sur-tout lorsqu'il s'unit à celui de l'ouest. Le vent d'est, peu durable, souffle rarement sans se porter du côté du nord ou du sud.

Les variations atmosphériques sont telles que l'automne et l'hiver semblent se partager l'année. Dans certains jours d'été la température varie de 8 à 10 degrès au thermomètre de Réaumur. Le mercure s'élève rarement au-dessus de 27; de même qu'il ne passe point 10 degrés au-dessous de 0 en hiver.

Ces transitions de l'atmosphère changent peu le caractère des maladies particulières à chaque saison, à moins que l'humidité ne soit permanente, ainsi qu'elle se prolonge parfois de l'équinoxe d'automne à celui du printemps; alors si la température baisse, les personnes d'un tempérament mou, lymphatique, sont exposées à certaines affections, telles que les infiltrations, les fièvres muqueuses, le catarrhe pulmonaire, la toux gastrique, les asthénies, etc. Cette constitution atmosphérique aggrave les maladies chroniques, rend les convalescences longues et pénibles; les phthisiques succombent sous cette température, quand elle devient boréale, ou lorsque les brouillards se prolongent.

Un phénomène météorologique qui excitera long-temps les meditations des naturalistes, a été observé différentes fois dans le Maine; il fut annoncé par un globe de feu, qui éclata comme la foudre, en lançant des pierres nommées aërolites. La plus grande identité les rapproche de celles qui sont tombees sur plusieurs points du globe. Les époques les plus récenies, et les lieux de la chute de ces pierres dans le Maine, sont : 1.° en 1766, au-delà du bourg de Parigné-l'Evêque, où tomba une aërolite pesant neuf à dix livres. 2.° Quelques années ensuite, près le Grand-Lucé, une autre de treize livres. 3.° En 1799, dans la paroisse de Saint-Ouen près Sablé, une troisième dont l'on ignore le poids. On en voit des échantillons dans le cabinet de M. Maulny.

Ces aërolites ont à peu près la forme d'un polyèdre à angles arrondis; la croûte est d'un brun foncé, la cassure gris-blanchâtre, parsémée de petites portions ou de nikel, ou de fer sulfuré ou natif.

D'après les analyses de MM. Vauquelin et Fourcroy, ces aërolites contiennent, sur cent parties, 51 de silice, 34 de fer oxidé, 9 de magnésie, 5 de nikel, 2 de soufre, 1 de chaux.

Des physiciens ont pensé que les principes constituants de ces pierres, tenus en dissolution, s'étant rapprochés dans l'atmosphère, se sont ensuite précipités sur la terre. D'après une autre conjecture, fondée sur la découverte d'Herschell, quelques savants ont dit que les volcans supposés être dans la lune, pouvaient avoir assez de force pour lancer ces pierres de manière à ce qu'elles soient attirées par notre planète; le frottement dans leur chute expliquerait l'inflammation, l'incandescence, et cette explosion si analogue au bruit du tonnerre.

MINÉRAUX.

Métaux.

Le fer est le seul métal que l'on trouve dans le Maine; il y existe sous différents etats. Les mines de fer limoneuses, et celles en grains, attirables à l'aimant, sont les plus abondantes.

On voit aux environs de la ville, surtout, dans les endroits où le minérai a toujours été en grande quantité, des amas considérables de scories vitrifiées dont l'on pourrait retirer beaucoup de fer. (Voir l'article 369 de la Description méthodique du cabinet de l'école royale des mines, par M. Sage.)

Terres et Pierres.

Ces substances ne paraissant différer que par l'aggrégation, se trouvent placées sous le même titre. Aucuns corps n'influent peut-être plus puissamment que les terres sur toutes les autres productions de la nature [7], en raison des changements si variés qu'elles ont subi et par les révolutions du globe, et par les progrès de la civilisation.

La plus grande analogie se fait apercevoir

---

[7] « C'est principalement par la nourriture que l'homme reçoit l'influence de la terre, celle de l'air est bien moins puissante; tandis qu'elle altère l'organe extérieur, les aliments agissent sur la forme intérieure par des propriétés constamment relatives à celles de la terre qui les produit. » TOURTELLE.

entre la qualité des terres de ce département et celles de quelques contrées voisines [8]. Les masses principales sont :

1.° L'argilo-calcaire, coloré par l'oxide de fer dans différents endroits.

2.° Des sables, en plus grande quantité au sud-est, où les végétaux portent l'empreinte de l'aridité qui y règne.

3.° Les marnes, assez abondamment répandues, présentent une couleur ou blanchâtre ou grisâtre, et sont disposées par masses irrégulières, plus ou moins solides; les unes se trouvent à la surface de la terre, d'autres à des profondeurs considérables. A peu de distance du Mans, au nord-ouest, l'on remarque des bancs de craie, coupés de couches irrégulières d'argile smectique.

4.° La tourbe, détritus de végétaux macérés dans des eaux croupissantes, est en plus grande quantité dans la plupart des landes : l'épaisseur des couches varie depuis quelques pouces jusqu'à plusieurs

---

[8] Substances minérales observées dans le département de la Sarthe, par M. Maulny. *Annuaire de 1801.*

pieds. Les effluves en deviennent malfaisantes quand l'on s'y expose dans les tems humides.

5.° A l'orient et à l'occident, près de la ville, sont des collines argilo-calcaires, remarquables par des masses de coquillages fossiles, irrégulièrement disposés, formant des couches hosizontales, la plupart inclinées, et plus ou moins épaisses. Ces produits maritimes, qui ont des analogues dans les mers du Sud, sont fort communs dans les environs, où ils forment les points les plus élevés du sol.

Les bassins de l'Huisne et de la Sarthe offrent un terrain d'alluvion très-abondant, qui recèle beaucoup de pierres roulées, d'espèces diverses, entraînées du nord-ouest de ce département par des courants rapides.

Les pierres les plus communes, sont :

1.° Le grès quartzeux, en plus grande quantité à l'est et à l'ouest.

2.° Le grès ferrifère, au nord-ouest et au sud-est.

3.° Le grès calcarifère, à l'est.

4.° Une sorte de chaux carbonatée grossière au nord, et à l'ouest.

Ces différentes pierres ne peuvent être nuisibles à la santé que quand elles se trouvent en contact avec les eaux qui servent de boisson. Il en est de même des marnes et autres substances terreuses, mélangées de carbonate, ou de muriate, ou de sulfate de chaux, etc. Les propriétés qu'elles acquièrent alors, peuvent les rendre fort utiles comme eaux minérales.

Eaux minérales salines.

La nature des terres et des pierres de ce département a conduit à la découverte d'eaux salines et d'eaux ferrugineuses, si l'on ne considère comme eaux minérales que celles qui tiennent en solution des substances assez abondantes pour produire sur l'économie animale un changement quelconque. Les plus remarquables sont situées à quatre lieues du Mans, où elles sourdent de collines presqu'entièrement calcaires. L'une de ces sources est à la Suze [9], près l'ancien château, à peu de

[9] Petite ville agréable, située sur la Sarthe, à quatre lieues sud du Mans.

distance de la rive gauche de la Sarthe ; une autre auprès d'Atnay, à la terre de Bellefille. Entre ces deux sources, il s'en trouve une troisième, sur la droite de la route de Chemiré à la Suze, près d'une ferme nommée Larcher. Ces eaux ont entr'elles la plus parfaite analogie, et contiennent par livre soixante-douze grains environ des substances suivantes [10] : muriate de soude, 34 grains ; muriate de chaux, 22 gr. ; muriate de magnésie, 6 gr.; sulfate de chaux, 2 gr. ; carbonate de chaux, 5 gr ; alumine, 2 gr.; perte, 3 à 4 gr. Il est évident qu'elles pourraient être employées pour bains, douches, et comme boisson, dans certains excipients. Leur propriétés atténuantes, purgatives, étant prescrites à des doses convenables, les ferait sans doute préférer à certaines eaux si accréditées, et situées dans des lieux qui offrent peut-être moins de commodités aux malades qui s'y rendent.

---

[10] MM. Marigné et Legallois, pharmaciens au Mans, ont fait ces analyses par vaporisation.

Eaux minérales ferrugineuses.

Ces eaux paraissent très-abondantes dans le Maine. Les plus connues sont celles de Saint-Georges-du-Plain, près le pré des Planches; de Pruillé-le-Chétif, au lieu de Louvrinière; de Saint-Remy-des-bois; du Gué-de-Laune, commune de Challes; de Saint-Remy, près Sillé-le-Guillaume; de Ruillé, arrondissement de Saint-Calais [11]. Analisées à leur source, ces eaux diffèrent peu, et ne paraissent contenir que du carbonate acidule de fer, et du carbonate de chaux.

Les pyrites martiales découvertes dans différents lieux du département, entr'autres, à Rouezé, où elles renferment du succin [12], font présumer que l'on peut y trouver des eaux qui contiennent en solution du sulfate de fer (vitriol vert); elles

---

[11] Précis analitique de l'eau minérale de Ruillé, par MM. Desaignes, ex-professeur de chymie, et Gendron, médecin à Vendôme.

[12] Voir le mémoire adressé par M. Maulny à la société d'émulation de Rouen.

seraient aussi d'une grande utilité en médecine.

Rivières.

Les principales rivières qui arrosent cette contrée, sont la Sarthe et l'Huisne : la première prend sa source à Somme-Sarthe, près Saint-Aquilin et la Trape, au Perche : elle se dirige presqu'entièrement du nord au sud [13], pour se rendre au Mans, dont elle traverse une partie des faubourgs. A un quart de lieue de cette ville, elle reçoit l'Huisne, continue son cours vers le sud, et va se jeter dans la Mayenne.

L'Huisne a sa source près Montgaudry et la forêt de Bellesme, coule du sud au nord-est, ensuite du nord à l'est, et se dirige vers l'occident, pour se réunir à la Sarthe, au-dessous du Mans. Le lit de ces rivières est formé de terres de nature différente; celui de l'Huisne est plus sabloneux. La Sarthe reçoit dans son cours plus de ruisseaux et de petites rivières; il se fait sur ses rives un grand nombre de travaux qui

---

[13] La plupart des fleuves et rivières de France coulent de l'orient à l'occident.

peuvent changer la qualité de l'eau; peut-être aussi coule-t-elle sur des substances moins insolubles. Sous le rapport de la situation, celle de l'Huisne est préférable, son plus long trajet étant de l'est à l'ouest. La Sarthe, au contraire, coule du nord au sud. La retraite des eaux en été laisse à découvert, particulièrement dans les endroits les moins profonds, une vase fétide qui entretient des exhalaisons malfaisantes. Le roui du chanvre est aussi une cause assez générale d'insalubrité; le gaz hydrogène carboné qui s'en dégage, altère les qualités de l'eau, et peut-être plus celles de l'air atmosphérique.

Ces rivières n'ont pas de débordements considérables, sur-tout l'Huisne, qui forme peu de détours et reçoit moins de ruisseaux que la Sarthe. Si l'on analise ces eaux dans le temps de leur plus grande pureté, elles donnent les mêmes produits, à des doses différentes. On y trouve du muriate de chaux et du muriate de magnésie, en petite quantité dans l'eau de l'Huisne, toujours plus limpide, sans odeur, et d'un goût plus agréable, ce qui la rend très-potable, et doit la faire préférer à celle de la rivière de Sarthe, pour bains, clystères [14], etc.

« On doit regarder comme les meilleures » eaux, dit Hippocrate, celles qui viennent de l'orient. Au second rang se trouvent les eaux qui se rapprochent le plus » de cette position. Au troisième, sont celles » qui coulent entre le couchant d'été et » celui d'hiver. Elles sont d'une mauvaise » qualité en avançant vers le sud, entre » l'orient et l'occident, préférables cependant à celles du nord. »

Etangs et Marais.

Les étangs, peu multipliés dans les environs de la ville, sont assez considérables à l'ouest, vers les confins du département, où ils avoisinent des bois et des forêts. Ceux placés dans des lieux arides, et dont les

[14] C'est un usage assez général parmi le peuple de préférer l'eau de rivière ou de pluie, pour clystères, même à celle des meilleures fontaines de la ville ; le motif assez singulier de cette préférence, est d'éviter les coliques. On ne doit choisir l'eau de pluie que quand ces sortes des remèdes contiennent des substances salines, afin d'en prévenir la neutralisation.

eaux ne sont point stagnantes, deviennent très-favorables, sur-tout dans les temps secs. Il en est tout autrement des étangs situés près des habitations peu élevées et exposées au sud ou à l'ouest.

Les marais les plus remarquables se trouvent dans les landes de Saint-Mars-la-Bruyère et d'Ardenay, à trois lieues du Mans. Leurs eaux croupissantes sont chaudes en été, et très-froides en hiver; beaucoup d'insectes et de végétaux s'y putréfient; aussi sont-elles troubles, fétides, pesantes et d'un goût fort désagréable. La tourbe qui y abonde, ajoute encore à leur mauvaise qualité. L'exhalaison de ces eaux, d'après la remarque des auteurs qui ont écrit sur l'éthiologie, détermine des fièvres adynamiques, ataxiques. Lancisi s'explique ainsi sur l'effluve des marais : *At verò qui è puro cœlo ad paludes se conferunt, eò deterius afficiuntur, quò feliciori assueverint, et connutriti fuerint.*

Les dessèchements dont on s'occupe depuis plusieurs années, font espérer que bientôt disparaîtront ces causes d'insalubrité qui portent toujours atteinte à la santé des hommes et des animaux.

VÉGÉTAUX.

Plantes céréales, potagères, médecinales, etc.

Les environs de la ville du Mans sont fertiles en productions végétales, si l'on en excepte la partie située au sud, où se trouvent des sapinières et des landes. Les plantes céréales, potagères, y sont à la fois abondantes et d'une bonne qualité. La différence des terres de cette contrée en fait beaucoup varier la culture: souvent à côté d'un terrain propre au froment, il en est qui produit à peine du maïs et du seigle.

Les fruits du pays sont toujours recherchés; les plus médiocres servent d'aliment une grande partie de l'année aux habitants des campagnes et à la classe indigente de la ville. Plusieurs espèces de pommes servent à faire du cidre; celui que l'on retire des poires est très-inférieur. Presque toujours on boit ces cidres ou trop nouveaux ou à l'état d'acidité : rarement la fermentation en est assez soignée.

D'autres boissons, préparées avec des

cormes (fruit du *sorbus domestica*), et avec le marc de raisin, sont d'un goût acerbe qui les rend préjudiciables à la santé. Les indigents en font une grande consommation : quelques personnes aisées en boivent ou par goût, ou pour remédier à des maux que ces substances peuvent aggraver.

Plusieurs côteaux avantageusement situés donnent des vins d'une bonne qualité, lorsque la fermentation en est bien dirigée.

Il n'en est pas ainsi de certains clos épars, dont le terroir conviendrait mieux à d'autres cultures, les vins qu'ils produisent étant toujours très-médiocres, de même que ceux de *voliers* qui, par leur nature acide ou acerbe, troublent les fonctions digestives, occasionnent des douleurs de bas-ventre, avec diarrhée, ou constipation, etc.

Les plantes médicinales qui croissent spontanément diffèrent peu de celles des environs de Paris [15]. Il serait important de continuer la culture de celles que l'on

---

[15] Voir le Recueil des Plantes observées aux environs de la ville, par M. Maulny, Avignon 1789, 1 vol. in-12.

peut naturaliser dans cette contrée [16], on trouverait à un prix modique beaucoup de médicaments importés de fort loin à grands frais, et si souvent sophistiqués. La nature toujours prévoyante, et si féconde en moyens salutaires, aurait-elle assujetti l'homme à des maladies dont il ne pourrait être guéri qu'avec les substances de pays éloignés ? . .

Il est d'autres productions végétales fort utiles pour les constructions, ce sont les arbres de haute tige [17], tres-multipliés dans le Maine avant les dévastations qui s'y sont commises. Indiquer quelles sont les espèces les plus nombreuses dans les forêts qui nous avoisinent, serait répéter ce que chacun sait.

Les maladies des végétaux, les insectes qui leurs nuisent, n'offrent point assez de particularités pour être notés.

---

[16] Essai sur la Culture des Plantes étrangères que l'on peut acclimater et utiliser dans le département de la Sarthe, par A. P. Ledru, naturaliste. *Annuaire de 1801*.

[17] M. Desportes, botaniste, a découvert une variété du *quercus toza*, qu'il a nommée *quercus cenomanensis*.

Dans certains jardins de la ville et près des habitations de la campagne, se trouvent des plantes suspectes ou vénéneuses, qui peuvent occasionner le plus grand danger; les enfants sur-tout y sont exposés par l'habitude de se porter à la bouche ce qu'ils touchent, trompés par une sorte de ressemblance de ces substances avec des fruits ou autres aliments. Ces plantes sont :

Petite cigüe, *æthusa cynapium;* cigüe maculée, *conium maculatum;* morelle noire, *solanum nigrum;* pommier-d'amour, *solanum pseudo capsicum;* ricin, *ricinus communis;* orange fausse, *agaricus muscarius* [18]; agaric meurtrier, *agaricus*

---

[18] Cinq paysans de la commune de Pontlieue furent empoisonnés par ce champignon, il y a quelques années; le plus jeune de ces infortunés mourut le premier; les autres ensuite, par ordre d'âge. Quel spectacle déchirant pour les père et mère, qui ne périrent qu'après avoir vu expirer leurs enfants!... Deux de ces cadavres ont été ouverts : l'estomac et les intestins recélaient des restes de champignons; une portion de la membrane muqueuse du duodénum et de l'estomac offraient les traces d'une forte irritation. Ces malheureux succombèrent après avoir ressenti dans le bas-ventre des douleurs inouïes.

necator; aconit-napel, *aconitum-napellus*; belladone, *atropa bella-dona*; laurier rose, *nerium oleander*; laurier cerise, *prunus lauro-cerasus*; pomme épineuse, *datura stramonium*; jusquiame, *hiosciamus niger*; brione, *brionia alba*; chelydoine, *chelidonum majus*; herbe aux gueux, *clematis vitalba*; digitale, *digitalis purpurea*; les hellebores, certains sumacs, les euphorbes ou titimales, les renonculacées, etc., etc. On remédie aux accidents causés par ces plantes, lorsqu'elles agissent lentement, en provoquant le vomissement avec précaution; avec les mucilagineux, l'eau tiède, etc., quand elles produisent une inflammation forte et subite.

ANIMAUX.

Les animaux de cette contrée sont nombreux et variés [19]. Plusieurs d'entr'eux

[19] M. Maulny en a donné la nomenclature sous ce titre : *Mammifères, oiseaux, reptiles, poissons et coquilles*.

rendent à l'agriculture et au commerce des services assez importants pour que leur régime soit plus généralement surveillé. . . Toute la sollicitude du gouvernement pour éclairer les campagnes, ne peut triompher de l'ignorance et de la prévention du paysan, pour qui le charlatan le plus grossier, le plus stupide, est bien supérieur aux médecins vétérinaires, même les plus recommandables. Cet obstacle aux progrès de la science et de l'agriculture, a fait dire à Vicq-d'Azir qu'il serait à désirer que les médecins voulussent s'occuper de l'art vétérinaire, et ne point regarder au-dessous d'eux cette partie de la zoologie qui leur donnerait l'avantage de rendre à la société des services signalés. Il en résulterait sans doute une surveillance plus scrupuleuse dans l'amélioration des animaux domestiques, et beaucoup plus de succès dans l'exercice de la médecine qui les concerne. Alors seraient anéantis ces hommes ignorans et présomptueux, qui propagent dans la campagne les préjugés les plus révoltants, en même temps qu'ils portent une main toujours meurtrière sur les animaux dont on leur confie si aveuglément la santé.

Maladies les plus fréquentes des animaux domestiques.

On voit communément des épizooties fort destructives coïncider avec des épidémies, et des maladies enzootiques ravager certains lieux. Les causes en paraissent ignorées des médecins et vétérinaires qui s'en sont occupés.

Les maladies du cheval qui prédominent dans cette contrée, sont : 1.° La gourme (catarrhe contagieux que des maréchaux inexpérimentés confondent avec la morve et la morfondure); 2.° courbature; 3.° tranchées; 4.° catarrhe des intestins; 5.° pousse; 6.° morfondure; 7.° pulmonie; 8.° phlegmon; 9.° blessure des barres; 10.° éparvins; 11.° suros; 12.° molettes; 13.° enflure des jambes; 14.° sole échauffée; 15.° seime.

L'âne, moins exposé aux fatigues et à l'intempérie des saisons, est rarement atteint de maladies : elles sont analogues à celles du cheval.

Le mulet est peu multiplié dans les environs; sa constitution robuste le met, pour ainsi dire, à l'abri des maladies attachées à la domesticité. Celles qu'il éprouve font partie des précédentes.

Le bœuf est moins sujet aux maladies que la vache. L'indigestion, le météorisme, les tranchées, la courbature, les aphtes, l'œdème, paraissent les plus fréquentes.

Le bouc et la chèvre. Leurs maladies se rapprochent de celles du bœuf et de la vache ; ils sont plus souvent atteints de fièvre, toux, etc.

Le mouton qui habite les lieux bas et humides est plus exposé aux affections de peau et de poitrine ; ses autres maladies ont beaucoup de rapport avec celles des ruminants ci-dessus.

Le cochon contracte peu de maladies ; les plus remarquables sont la gourme, la diarrhée, les tranchées, la ladrerie, des ulcérations aux oreilles, et une éruption analogue à la gale.

Le chien, que ses précieuses qualités rendent si cher à l'homme, échange les services inappréciables qu'il lui rend sans cesse contre des infirmités graves et multipliées ; les principales sont : 1.° fièvre catarrhale ; 2.° flux intestinal ; 3.° vers ;

4.° rage, très-souvent confondue avec d'autres affections; 5.° ophtalmies; 6.° ulcération des oreilles; 7.° avives; 8.° tumeur des parotides; 9.° gale, *scabies canina*; 10.° dartres; 11.° tumeurs indolentes; 12.° gonflement des articulations, etc.

Le chat. Ses maladies sont peu connues; les plus apparentes, sont des éruptions de la peau, des vers intestinaux, un catarrhe très-intense des membranes muqueuses de la tête.

La poule, le pigeon, l'oie, le canard, oiseaux domestiques, dont les maladies les plus remarquées, sont le hérissement des plumes, la mue, le mal de croupion, le rhumatisme des membres inférieurs, le flux intestinal.

Quelles idées bizarres présentent à un esprit exact la plupart de ces dénominations qui n'indiquent ni le caractère de la lésion, ni la partie qui en est le siège!

Il est évident que les maladies sont en général plus fréquentes et plus graves chez les animaux qui se rapprochent le plus de nos habitudes; à peine remarque-t-on quelque dérangement dans la santé de ceux qui s'en éloignent.

On ne peut trop répéter que le régime des animaux domestiques est peu surveillé, sur-tout dans les campagnes; l'on y néglige sans cesse la position, la construction des écuries, étables, toits à porcs, bergeries, et tout ce qui tient à la salubrité. Il est encore d'autres abus également contraires aux lois de l'hygiène, par rapport au pansement de la main, et à l'usage d'exposer les bestiaux, au sortir de leurs réduits, dans des pâturages où ils passent la plus grande partie des jours et des nuits, quelle que soit l'intempérie des saisons. Mêmes erreurs dans la nourriture: sans égard à l'âge des animaux, leur force, leurs fatigues, on les gorge de substances gâtées, de racines, de fruits pourris ou trop loin de leur maturité. Des eaux stagnantes, vaseuses, sont préférées à l'eau la plus pure, etc. En toutes choses le paysan suit aveuglément la routine de ses pères; les accidents les plus funestes ne le corrigent point, et si ses bestiaux périssent, il rapporte à des causes surnaturelles les pertes qu'il éprouve, ou bien il accuse de maléfice ceux de ses voisins avec lesquels il est en mésintelligence.

Animaux les plus nuisibles par leur piqûre ou leur morsure.

Ces animaux se trouvent parmi les insectes et les reptiles. Les premiers sont classés dans un opuscule de M. Narcisse Desportes [20]. Ceux qui incommodent le plus par leurs piqûres, sont : l'abeille, *apis mellifica ;* la guêpe, *vespa vulgaris ;* le cousin, *culex pulicaris ;* le frelon, *vespa crabro ;* le taon, *tabanus.* La morsure de ces insectes est subitement suivie de rougeur, chaleur et gonflement. On conseille des topiques adoucissants, lorsque l'inflammation est considérable, et l'acétate de plomb liquide, l'opium, les huiles fixes, l'ammoniaque, avant qu'elle soit développée. On prend avec succès, lorsque l'on a avalé de ces insectes, du muriate de soude (sel marin) délayé dans une petite quantité d'eau, de manière à former une espèce de bouillie.

[20] Catalogue des insectes observés aux environs du Mans, et disposés d'après la méthode de Lamark. Annuaire de la Sarthe, année 1802, article Enthomologie.

Les reptiles les plus redoutables sont la vipère, *coluber berus*; l'aspic, *coluber aspis*; la couleuvre lisse, *coluber austrianus* [21]. La morsure de ces deux derniers est moins à craindre que celle de la vipère, qui n'est dangereuse que quand l'animal a été effrayé ou irrité, et qu'il a attaqué une partie très-sensible ou dénuée d'épiderme. Fontana, dans ses expériences sur ce reptile, pense qu'il faudrait qu'un homme de force moyenne fût mordu par cinq ou six à la fois, ou que deux épuisassent leur venin pour lui causer la mort: ce fait est fortement en opposition avec les citations merveilleuses de tous les temps sur la morsure de la vipère, regardée comme subitement mortelle. Ce serpent habite les rochers, les masures, et recherche pendant les chaleurs les buissons et le bord des prairies. Jamais il n'attaque l'homme sans en être provoqué, ne bondit point, et on l'évite facilement. Aussitôt après la morsure, la partie rougit, se gonfle, devient très-douloureuse; des vomissements surviennent, quelquefois

[21] M. Maulny a décrit une variété de cette espèce qu'il a observée près Sillé-le-Guillaume.

»

ils sont accompagnés d'ictère, de mouvemens convulsifs ou de prostration. La morsure s'abcède, et souvent se gangrène, si l'on n'y remédie pas.

Dégorger promptement la plaie avec des sangsues, la baigner dans l'eau chaude; cautériser avec l'ammoniaque, qui peut être aussi administré à l'intérieur, après avoir fait vomir, sont des moyens ordinairement suivis de succès. On recommande encore la potasse, la soude concrète. Dans un cas pressant, l'application du feu serait un procédé très-sûr.

TITRE II.

État physique de la Ville du Mans.

LA capitale des Aulerces-Cénomans et de la province du Maine a été successivement connue sous les noms de *Suindinum, Subdinum, Vindinum, Cenomanum.*

Le Mans, chef-lieu du département de la Sarthe, est situé au 2.e degré 8 minutes 11 secondes à l'ouest du méridien de Paris, et au 48.e degré 35 secondes de latitude; sa population est de vingt mille habitants environ.

Malgré toutes les conjectures plus ou moins spécieuses, l'on ne connaît rien de positif sur l'origine de cette ville, célèbre dans la Gaule celtique. La partie la plus étendue est située sur une colline qui se prolonge du nord au midi : le sommet la partage en deux portions presqu'égales et parallèles à la rivière [22]. Le revers oriental

[22] La partie la plus élevée du Mans est de 135 pieds au-dessus du niveau de la Sarthe, mesurée

est plus incliné que celui qui répond au nord-ouest, dont les rues, par leur situation, forment un amphithéâtre assez régulier qui s'élève au-dessus de la Sarthe. Les faubourgs s'etendent sur différents points au-delà de cette colline, particulièrement au sud-est.

Une campagne agréable et féconde forme les environs du Mans, si l'on en excepte la partie qui a pour limites les rives gauches de l'Huisne et de la Sarthe, au-dessous du confluent de ces deux rivières. Un contraste assez remarquable distingue cette position topographique de celle qui se trouve de l'autre côté de la ville, dont le site pittoresque agréablement varié s'offre partout à la vue. Des côteaux de vignes, des champs fertiles, des près, des vergers, des bois, etc., forment un tableau dont la beauté égale la richesse. Vers le nord, un vallon spacieux laisse apercevoir au loin la rivière de Sarthe qui, après de nombreux détours au milieu de prairies dont ses bords sont embellis, vient enfin baigner nos murailles.

---

du moulin Saint-Gervais à l'ancienne porte du monastère Saint-Vincent.

Le Mans fut circonscrit à différentes époques qui rappellent des événements politiques remarquables. Ses plus anciennes limites, dont on voit encore des restes, sont de construction romaine. Une issue au nord-est, nommée *Via Anizola* [23]; une autre au sud-ouest, *Via Diablintica* [24], étaient les seules, si l'on en excepte deux poternes, l'une au sud-est, rue du Petit-Pont-Neuf, l'autre au nord-ouest, rue de la Verrerie. La rivière de Sarthe et de larges fossés en défendaient les murailles.

Les rues Saint-Flaceau et de la Verrerie, la Grande-Rue, celle des Chanoines, formaient, pour ainsi dire, l'ensemble de cette cité. Une autre enceinte, élevée dans le onzième siècle par Hélie de la Flèche, entoura la paroisse Saint-Benoît. Philippe-Auguste prolongea ensuite ces murailles le long de la rive gauche de la Sarthe, pour enclorre les paroisses Saint-Hilaire et de

---

[23] Nom dérivé d'Anille, petite rivière qui coule à Saint-Calais. Cette porte n'existe plus.

[24] Du nom de la capitale des *Aulerci Diablentes*, appelée Jublains par corruption. Elle fut ensuite nommée Ferrée, aujourd'hui porte de la Cigogne.

Gourdaine. Du côté du nord, Guillaume le Conquérant recula la limite de la place du Château, où il fit construire un fort et la porte qui conduit à la rue Saint-Vincent.

Plusieurs faubourgs ont agrandi depuis le Mans dans différentes directions, sur-tout vers le sud-est. Autant les habitations de nos ancêtres étaient resserrées et mal disposées, autant les nôtres offrent d'étendue et de commodités. La plupart des maisons modernes sont en pierres, ont un ou deux étages [25] : des cours, des jardins ajoutent à leur salubrité.

Quelle que soit la mauvaise disposition des maisons, le peu de largeur des rues circonscrites par les anciennes limites [26],

---

[25] Ces nouvelles maisons seraient beaucoup plus salubres, si la plupart des chambres à coucher y étaient moins resserrées, et sans alcoves. On multiplie les distributions pour se procurer de petites aisances qui gênent toujours la circulation de l'air.

[26] Plusieurs de ces rues sont étroites, souvent malpropres, recevant à peine l'action du soleil; l'on y remarque beaucoup de maisons sombres et humides, les métaux s'y oxident promptement, les viandes et autres aliments ne se conservent point; le linge, les tapisseries, etc., s'y pourrissent en peu de temps.

l'on ne voit pas qu'il en résulte de grands inconvénients pour la santé ; les endroits les plus bas, tels que les rues de la Tannerie, de l'Hôpitau et de Gourdaine, sont rarement atteints d'épidémies, malgré la malpropreté ou la détresse du plus grand nombre des habitants [27]. N'en pourrait-on pas trouver la cause dans l'exposition de ces rues qui reçoivent le vent du nord, et sont presqu'entièrement à l'abri de l'ouest et du sud. Serait-ce par une circonstance opposée, que les maladies sont plus fréquentes dans les parties de la Coûture, de Saint-Jean et du Pré, exposées au sud-ouest.

L'inégalité du terrain de la ville, la disposition irrégulière des rues et des maisons, empêchent d'y reconnaître l'influence exclusive de tel ou tel horizon. Néanmoins il serait important de remarquer s'il existe dans certains quartiers des différences dans l'invasion et l'intensité des épidémies ou des maladies sporadiques les plus fréquentes.

Les collines qui avoisinent le Mans ne

---

[27] Observation vérifiée depuis long-temps par les médecins du Mans.

sont ni assez proches, ni assez élevées pour s'opposer à l'action des vents sur cette ville; un bassin immense [28], dans la direction du nord au midi, en suivant le cours de la rivière de Sarthe, offre une issue très-libre aux vents qui soufflent de ces deux points de l'horizon. Des places publiques assez vastes en facilitent encore la circulation dans plusieurs quartiers.

Depuis plusieurs années de nouvelles promenades embellissent la ville. Celle du Greffier, entièrement située au couchant, est peu agréable l'été vers le déclin du jour, l'on y est incommodé ou par un soleil brûlant, ou par une multitude d'insectes ailés, *ephemera diptera*, *ephemera vulgata*.

La promenade qui avoisine le marché neuf se trouve entourée de murs et d'habitations nouvelles qui la masquent de toutes

---

[28] N'est-ce point aux transitions successives des vents du nord et du midi, favorisées par la direction du bassin de la Sarthe, relativement à la situation du Mans, que l'on doit attribuer la prédominance des rhumatismes, des affections de poitrine? On sait que ces maladies sont plus fréquentes dans les climats sujets à de grandes variations atmosphériques.

parts, pour ainsi dire, aussi a-t-elle beaucoup perdu de ses agréments.

De très-belles routes bien plantées, formant les différentes issues de la ville, sont devenues des promenades très-fréquentées depuis quelque temps.

« Le médecin qui arrive dans une ville, » examinera la position relativement aux » vents et au lever du soleil ; il ne regar» dera point comme indifférent qu'elle soit » exposée au nord ou au sud, à l'orient ou » à l'occident : il doit, au contraire, y ap» porter la plus scrupuleuse attention. » Il résulte de ces observations d'Hippocrate, que les villes les plus salubres sont situées à l'orient, ensuite au nord. La position au midi est très-inférieure à la précédente ; celle à l'occident est entièrement mauvaise.

Fontaines publiques.

Les sources qui entretiennent les fontaines des faubourgs sont abondantes en toutes saisons ; celles de l'ancienne cité tarissent souvent : le mécanisme de la pompe n'en serait-il pas une des principales causes?

Les fontaines situées dans le centre de la ville, ont leur réservoir à Isaac distant d'un quart de lieue environ, et au levant. Leur source fixa l'attention des Romains, qui construisirent un aqueduc que l'on présume avoir été détruit par Clovis, lors de cette sanglante incursion qu'il fit dans le Maine pour envahir les états de Régnomer. Une partie de ces sources ont été rétablies par Saint-Aldric; l'eau en est très-pure, lorsque les pluies ne la troublent point. Traitée par les réactifs, elle ne donne qu'une petite quantité de muriate de chaux, de muriate de magnésie, et du carbonate de chaux; à peine y trouve-t-on du sulfate de chaux: même résultat au réservoir d'Isaac. Les portions d'anciens canaux retirés de ces fontaines recèlent des incrustations de carbonate de chaux qui ont quelques lignes d'épaisseur.

Dans les rues de la Tannerie et de l'Hôpitau se trouvent plusieurs fontaines qui sourdent au pied de la colline: les principales sont celles du Vivier, de Patience et de l'Hôpitau. Elles tiennent en solution du muriate de magnésie, du muriate de chaux et du sulfate de chaux. Ces deux derniers sels semblent prédominer dans celle du Vivier, et sont en plus grande quantité dans l'eau de la fontaine Abel. L'analyse indique les mêmes substances salines dans la fontaine de l'Eperon, mais à des doses plus fortes que dans la précédente. Si l'on veut ranger ces eaux selon leur qualité, les fontaines Saint-Julien, Saint-Pierre et la Cigogne doivent être préférées; ensuite celles de l'Hôpitau, de Patience et du Vivier; l'eau de la fontaine Abel est moins bonne; celle de la place de l'Eperon est la plus inférieure.

On trouve quelquefois dans ces fontaines et dans plusieurs puits de petites sangsues et le dragoneau, *gordius aquaticus*, vers filiforme, communément brunâtre, dont la longueur et la grosseur varient. M. Grandchamps [29] conseille quelques doses de vin à ceux qui ont avalé des sangsues. M. Duval dit, dans le même journal, que les médecins de l'antiquité reconnaissaient les accidents causés par la présence de la sangsue, aux symptômes suivants:

[29] Observation sur les effets de sangsues introduites vivantes dans quelques-unes des parties du corps. *Journal général de médecine, par M.* SÉDILLOT, *t.* 26.

sorte de tiraillement déterminé par sa morsure, léger mal de gorge, crachement de sang plus ou moins séreux, difficulté d'avaler. Si l'animal continue ses ravages, le hoquet, le délire et la mort en sont les suites. Le vinaigre aromatisé a aussi été administré avec avantage. On peut tenter ces mêmes remèdes contre le dragoneau.

Puits publics.

Les principaux puits sont au carrefour de Quatre-Œufs, à la place Saint-Nicolas, et dans les rues Saint-Vincent, Saint-Gilles, Saint-Pavin-des-Champs. Tous sont peu profonds, même celui de Saint-Vincent, quoique situé sur le point le plus élevé de la ville. L'eau de ces puits donne à l'analyse du muriate de chaux, du muriate de magnésie, et du sulfate de chaux. La dose de ce dernier sel varie; rien n'en indique la présence dans les puits de-la-Chaîne, à S. Gilles, et de S. Pavin-des-Champs, toujours préférables par leur pureté [30].

---

[30] On ne peut obtenir que des approximations sur la nature de toutes ces eaux. L'influence des météores et des saisons, la pureté des réactifs, le

Des fontaines publiques seraient d'une grande utilité dans les quartiers de la Coûture et de Saint-Vincent. Si les sources manquent dans le voisinage de la Coûture, ne pourrait-on pas y conduire l'eau très-potable de l'Huisne? Et pour le quartier Saint-Vincent peut-être réaliserait-on le projet de faire venir l'eau des Fontenelles, commune de Sargé : quoique l'on y trouve des stalagmites, chaux carbonatée concrétionnée, elle est d'une bonne qualité, et analogue à celle des fontaines du centre de la ville.

Les puits particuliers sont très-nombreux, excepté dans l'ancienne cité, où des habitations trop resserrées ne peuvent procurer cette commodité. En plusieurs endroits ils traversent des couches calcaires, et se trouvent trop près des latrines.

---

plus ou le moins d'exactitude apportée à l'analyse, apportent souvent des différences dans les résultats. Pour apprécier la bonne qualité de l'eau, sans avoir recours aux agents chimiques, tout le monde sait qu'elle doit être limpide, légère, sans odeur, s'échauffant et se refroidissant promptement, dissolvant bien le savon, et cuisant en peu de temps les légumes et les viandes.

Ces eaux seraient plus pures si les puits étaient suffisamment aérés, plus souvent nettoyés, ou disposés de manière à ce que l'on ne pût y rien jetter.

Boucheries.

Près la place de l'Éperon et les Fossés-Saint-Pierre se trouve la principale boucherie de la ville ; elle ne présente rien de nuisible à la salubrité publique, les viandes n'y séjournent jamais assez longtemps pour s'y corrompre.

Le projet de placer une tuerie hors de la ville a souvent occupé les administrations. Il en existait une autrefois entre le monastère de la Coûture et le grand cimetière. Diverses tentatives ont été faites pour la rétablir, et en 1809 elle fut construite à la gauche du chemin qui conduit aux promenades du Greffier, entre la prison et l'Hôtel-Dieu : l'expérience en fera bientôt connaître tous les inconvénients. (M. le préfet avait désigné un lieu très-convenable qu'il n'a pu obtenir.)

Le but de ces établissements est d'écarter les foyers de corruption de certaines tueries particulières, et d'empêcher qu'elles ne portent atteinte la santé, sur-tout lorsque la température est humide et chaude. Un autre avantage non moins important, c'est la surveillance plus scrupuleuse que la police peut exercer dans la tuerie publique sur les viandes [31], et sous le rapport des mœurs, de s'opposer à ces cruautés que plusieurs jeunes bouchers exercent sur les animaux, même dans les rues, avant de leur donner la mort. Ces actes de férocité, dont ils contractent l'habitude, endurcissent l'ame, la rendent inaccessible à la pitié. De tels exemples peuvent-ils être sans danger, sur-tout pour les enfants?

Prisons.

Les anciennes maisons de détention; trop resserrées, mal distribuées, furent

---

[31] La police pourra mieux connaître alors les nombreux abus qui résultent de l'ignorance, de la cupidité de quelques bouchers, qui tuent des animaux ou trop jeunes ou trop vieux, ou souvent exténués par des marches forcées.

Ne devrait-on pas surveiller avec autant de sévérité la qualité du pain, des boissons, des légumes, des fruits, et de tout ce qui fait partie des aliments?

souvent le foyer de maladies très-destructives qui en ont fait changer l'emplacement. Les nouvelles prisons, quoique plus étendues, sont peu salubres, et par leur exposition défavorable à l'occident, et par certains réduits humides, mal aérés [52]. Ces inconvénients n'excluent pas les grands avantages que l'on peut procurer aux détenus dans cette maison spacieuse, en y établissant des ateliers qui retireraient d'une oisiveté toujours funeste des hommes dont les maux ont peut-être leur source dans le manque de travail. Il est d'expérience que des occupations soutenues sont le seul soulagement qu'ils puissent attendre; en même tems qu'elles les garantissent des malheurs attachés à la vie oisive et sédentaire, elles leur font oublier leur affligeante position, et les empêchent de méditer contre la sureté publique. Personne n'ignore que

---

[52] On doit faire disparaître au plutôt ces deux dernières causes d'insalubrité, et empêcher le contact de certaines maladies confusément rapprochées dans l'infirmerie. L'on ne négligera pas non plus de pratiquer des ouvertures dans la partie inférieure des salles, pour que l'air puisse se rencuveler plus facilement.

les coupables deviennent beaucoup plus redoutables à la société en sortant des prisons qu'avant d'y entrer ; aussi est-il d'une haute importance d'isoler les criminels dont l'influence pourrait être à craindre.

Des entretiens sur la pratique de la morale sont aussi des moyens consolants et propres à faire renaître des sentiments que tous n'ont peut-être pas étouffés. Un auteur recommandable par son savoir et ses vues philantropiques, voudrait que les prisons fussent consacreés au traitement du vice, et considérées comme des établissements de secours public ; que la plupart des crimes soient mis au nombre des maladies morales dépendantes des passions humaines ; que l'on s'occupât de leur traitement comme de l'aliénation mentale, essayant de ramener à des principes de probité et de raison ceux qui s'en seraient écartés.

Le sort qu'une puissance européenne réserve à ses malfaiteurs paraîtrait mieux remplir l'intention bienfaisante du législateur, et garantir plus efficacement la fortune et la vie des citoyens : les criminels sont déportés à Botany-Bay, sur la côte orientale de la Nouvelle-Hollande, où ils sont assujettis aux lois les plus sévères; un faible délit ailleurs, là devient un crime. Ces malheureux, expulsés à jamais de leur patrie, sont condamnés à supporter toutes les rigueurs de ce climat éloigné.

Hôpitaux.

Ces institutions de bienfaisance sont devenues indispensables dans l'état de civilisation, malgré les abus qui existent dans le régime du plus grand nombre. La compassion et la pitié furent sans doute les seuls motifs qui dirigèrent les fondateurs de ces établissemens, aussi ont-ils acquis des droits éternels à la reconnaissance du pauvre.

Aucune tradition exacte ne prouve qu'il y ait eu des hôpitaux au Mans avant le sixième siècle : on ignore également quel fut le régime de la plupart de ces maisons. Je me bornerai à indiquer les lieux où elles étaient situées, et les noms de leurs charitables fondateurs [33].

---

[33] Voir le catalogue placé à la fin de la seconde édition du *Tractatus privilegiorum*, etc. par J.

Hôpital de Gourdaine. Arégaire et Truda, qui vivaient dans le sixième siècle, créèrent un établissement pour les pauvres et les pélerins, rue de l'Hôpitau, sur l'emplacement des bains ou thermes construits par les Romains. Il était d'usage alors de substituer aux monuments les plus remarquables des payens, soit des églises, soit des maisons de bienfaisance.

Hôpital du Sépulcre. S. Innocent établit cet hôpital, au sixième siècle, dans l'endroit appelé Sépulcre, paroisse du Pré, pour les malades pauvres et les pélerins qui venaient visiter les tombeaux des saints évêques.

Hôpital Sainte-Croix. Dans le même siècle S. Bertrand créa cet hospice sur un petit côteau entre la nouvelle route de Paris et le grand cimetière. On y recevait aussi les pauvres et les pélerins.

Hôpital Saint-Martin. A peine S. Bertrand eut-il terminé son établissement de

---

ROMEDE, 1621. *Catalogus piorum hospitium, sive domorum dei et leprosiarum Galliæ à magni eleemosinarii juridictione immediatè dependentium, et ab aliis exemptarum.*

Sainte-Croix qu'il en fonda un autre dans les mêmes vues, en l'honneur de S. Martin, sur la rive droite de l'Huisne, près l'église de Pontlieue.

Hôpital Saint-Germain. En mémoire de S. Germain, évêque de Paris, S. Bertrand éleva un troisième hospice près l'ancienne route d'Alençon. Le régime en était conforme à celui des deux précédents.

Hôpital Saint-Ouen. L'évêque Herlemond érigea cette maison dans le huitième siècle, en l'honneur de S. Ouen, là où est le collége, pour y donner également des secours aux pélerins et aux malades pauvres.

Hôpital de Coulaines. Dans le bourg de Coulaines était un hôpital institué dans le neuvième siècle pour les malades de cette paroisse seulement.

Hôpital Saint-Blaise. Hugues, premier comte du Maine, fit construire cette maison de secours entre les côteaux de Doussamie et Roxane. Les habitants pauvres des campagnes circonvoisines y étaient admis.

Hôpital Saint-Lazare. A l'extrémité du faubourg Saint-Gilles, sur la route de la Suze, était un établissement fondé par un

Comte du Maine pour y traiter les lépreux.

Hôpital des Ardents. Avesgaud destina cet hospice, qui était situé près l'église Saint-Julien, pour les personnes atteintes de la folie et du feu sacré. Ce même évêque y établit des prêtres hospitaliers de Saint-Antoine, qui se distinguaient par leur zèle auprès des malades.

Hôpital de Coeffort. Vers le commencement du treizième siècle, Henri II, roi d'Angleterre et comte du Maine, éleva un hôpital là où était l'église des Lazaristes, (l'ancien séminaire), en expiation de l'assassinat de Thomas, archevêque de Cantorbéry. Selon les historiens du Maine, il choisit cet endroit en souvenir de la victoire que son arrière-garde y remporta.

En 1794 l'on établit dans cette maison un hôpital militaire qui fut réuni à l'Hôtel-Dieu quatre ans après.

Hôpital du Sanitas. Une maladie épidémique qui ravageait le Mans et les environs depuis le commencement du seizième siècle obligea les administrations d'écarter de la ville beaucoup de malades ; on forma cet établissement sur la rive gauche de la Sarthe, près le Greffier.

Outre ces hôpitaux, il y avait encore des léproseries dans plusieurs bourgs des environs du Mans; elles furent établies par des personnes charitables dont la mémoire sera toujours révérée.

Hôpital général. Cette maison, reconstruite sous Louis XIV, remplaça celle qu'Avesgaud avait élevée dans le même endroit.

Jusqu'à la réunion des autres hôpitaux à celui-ci, les vieillards pauvres et infirmes étaient les seuls que l'on y admît. Vers la fin du dix-septième siècle les enfants abandonnés y furent reçus, et peu de temps après l'on y ouvrit un asile aux personnes atteintes d'aliénation mentale. Le but des administrateurs fut très-louable sans doute; mais le motif qui les dirigeait fut-il complétement rempli ? L'aspect hideux des chambres, ou plutôt des cachots qui recèlent les aliénés a trop souvent aggravé leur maladie. Ces réduits sont disposés de manière à leur permettre de se voir, de s'exciter, de s'exaspérer sans cesse. Quel tableau pour les maniaques dans leur état lucide ! on conçoit le danger d'un pareil rapprochement. Un autre erreur non moins grave dans leur régime est de les exposer à la curiosité du public, qui souvent les irrite, les provoque à toutes sortes d'extravagances, spectacle digne des temps les plus grossiers. L'homme jouissant de sa raison, peut-il contempler d'un œil serein cet état de dégradation de l'espèce humaine!

Si l'on réfléchit sur les causes et les différents caractères de l'aliénation mentale, on voit combien il est dangereux de réunir ces sortes de malades dans le même lieu, aussi le professeur Pinel a-t-il fait sentir l'indispensable nécessité de séparer les aliénés, afin de les préserver d'une communication toujours dangereuse [54]. « C'est à l'architecte, dit-il, à se concerter avec le médecin pour faire dans un hospice les dispositions intérieures dont le local est susceptible. On doit placer les aliénés dans les lieux les plus propres à contrebalancer leurs

---

[54] « Quoique les maladies de nerfs ne soient pas contagieuses, dans le sens que l'on attache ordinairement à ce mot, dit Cabanis, rien n'est plus nuisible à ceux dont le système cérébral est faible que l'aspect de la démence ; à plus forte raison pour des aliénés dont la moindre secousse peut réveiller les accès. »

illusions, non moins qu'à concourir à la facilité et à l'exactitude de la surveillance. Ce sera dans un site agréable, en un lieu qui convienne à la culture des végétaux, que devront être placés les sombres mélancoliques; les maniaques en fureur, ou dans un état d'extravagance, seront confinés dans l'endroit le plus reculé de l'hospice, en un local silencieux et sombre, pour concentrer là leurs cris et leur tumultueux vacarme, ainsi que pour leur épargner toutes les impressions des sens propres à les exciter. Ceux dont la manie est periodique, doivent être retirés de ce local dans leurs intervalles lucides, et ramenés parmi les convalescents. C'est sur-tout l'isolement de ces derniers qui doit être un point capital de tout hospice bien ordonné, pour éviter les rechutes, et produire un rétablissement solide et durable. Enfin ne doit-on pas épargner aux uns et aux autres le spectacle de dégradation et de nullité qu'offrent la démence et l'idiotisme ! »

L'observation a fait connaître combien il serait absurde de condamner à une réclusion perpétuelle ces tristes victimes des passions humaines, ou de les soumettre à des traitemens perturbateurs, encore accrédités dans certains hôpitaux, quoiqu'ils aient souvent rendu les aliénés plus furieux, occasionné l'idiotisme, ou causé la mort. Même remarque par rapport à la violence, à cette farouche brutalité de certains infirmiers. Des soins affectueux, une fermeté soutenue quand les circonstances les requièrent, des travaux conformes à la situation des aliénés, doivent remplacer tout ce que ces institutions peuvent présenter de contraire aux lois de l'humanité. Ce n'est plus avec des chaînes que l'on réprime les maniaques en fureur; un gilet de force, le silence, des lieux sombres, sont les moyens que l'on doit opposer à leurs efforts extravagants.

Le docteur Pinel indiquant les rapports qui unissent la philosophie morale à la médecine et l'importance de réprimer ses passions, si l'on veut se préserver de ces maladies, fait sentir la nécessité de se pénétrer des écrits de Platon, Épictète, Plutarque, Sénéque, dont les leçons de morale sont bien supérieures à la série de remèdes si communément dirigés contre ces déplorables affections, funestes effets de la faiblesse et de la fragilité humaine.

On sera toujours redevable à Celse, Arétée, Willis, Fériar, Laugther et autres, d'avoir éclairé la marche des médecins dans le traitement moral de ces maladies; mais aucun d'eux n'avait porté plus loin que M. Pinel ses recherches philosophiques sur les caractères distinctifs de l'aliénation mentale; personne n'avait contrebalancé avec plus d'art les passions les unes par les autres. Il a déterminé avec précision les cas où la médecine active devient nécessaire, et ceux qui sont du domaine de l'expectation, désignant les lieux les plus favorables aux différents aliénés, et les précautions à prendre lors de leur convalescence, pour prévenir toute rechute, assurer leur guérison : rien n'a échappé à sa perspicacité philantropique.

L'institution des hôpitaux n'eut pas seulement pour but de soulager le pauvre dans les maladies auxquelles il est sujet, elle offre encore d'autres secours aux malheureux : l'enfant abandonné réclame aussi la charité publique. C'est à la bienfaisance de Saint-Vincent de Paule que l'on doit la création des maisons d'enfants trouvés qu'il surveilla avec autant de zèle que de discernement. Aussitôt que ces infortunés étaient exposés aux portes des hôpitaux, on les examinait scrupuleusement pour s'assurer s'ils n'étaient point infectés de gale, dartres, etc., afin de les isoler et de prévenir la contagion ; l'on séparait aussi ceux qui n'étaient que douteux. Mais un inconvénient grave dont il n'a pu garantir ces enfants, c'est la routine et l'ignorance des femmes mercénaires à qui on les confie dans des campagnes trop éloignées, où la surveillance ne peut les atteindre. La mortalité de ces enfants est effrayante ; sur vingt il en périt communément douze dans la première année, trois dans la seconde, et un dans la troisième. Ne fera-t-on jamais cesser les causes de cette horrible dépopulation ? Ceux que la mort a épargnés jusqu'à cette époque de la vie ont à redouter ensuite beaucoup d'autres abus. . .

L'asile que les hôpitaux présentent aux vieillards infirmes deviendrait une institution bien plus précieuse, s'ils s'y trouvaient préservés d'une sorte d'avilissement où les entraîne l'oisiveté. Sans cesse dans une ennuyeuse inaction, ces malheureux sont encore en proie à une foule de maux, sur-tout aux asthénies, à toutes les maladies par débilité. Des travaux proportionnés à leurs facultés, quelques gratifications à titre d'encouragement, une nourriture convenable, etc., seraient des moyens propres à les retirer de cet état d'abjection et de nullité. Plusieurs écrivains observent que toutes les fois que la charité n'est pas échangée pour du travail et de la probité, le but du bienfaiteur est manqué, et loin de contribuer au bonheur du pauvre, il ne fait que renforcer ses penchants vers le vice.

L'oisiveté de la classe indigente est souvent l'origine de ses malheurs, lorsqu'un luxe sans bornes se trouve en opposition avec la misère la plus profonde. Ceux qui ont porté l'esprit d'observation sur la mendicité assurent que l'on ne peut être trop en garde contre les mouvements d'une compassion peu réfléchie : plus les aumônes se multiplient dans un pays, et plus le nombre des pauvres y augmente; ainsi en désirant contribuer à la félicité publique, on la détruit par le moyen même que l'on voulait opposer à la cause de ces calamités; ce qui devient en outre pour les mendiants une source de maladies qui les obligent à solliciter leur entrée à l'hospice, où ils occupent la place de l'indigent laborieux et humble.

Hôtel-Dieu. En 1765 la ville fut autorisée à élever cet édifice, pour remplacer l'hôpital de Coeffort. C. L. de Froulay, évêque du Mans, contribua beaucoup à cette construction, achevée sous L. A. de Grimaldy, son successeur. Cette maison, quoique bien orientée, est peu salubre. A peu de distance de la façade s'élève une petite colline sur laquelle sont plusieurs édifices qui s'opposent à l'action favorable du vent d'est sur l'Hôtel-Dieu, toujours pénétré par l'humidité qu'il reçoit de la rivière et des vents d'ouest. Au bout de l'arrière-cour se trouve le cimetière, dont la position est encore un obstacle à la salubrité.

Trois salles sont destinées pour les malades, deux civiles, une militaire. Il serait avantageux que les lits des salles civiles fussent comme ceux des militaires, à une seule place, et dégagés de rideaux; les malades s'y trouveraient préservés d'un contact souvent fort nuisible, et y respireraient un air plus pur. La situation des croisées, par rapport aux latrines pratiqueés dans l'épaisseur des murs, et entre chaque lit, s'oppose aussi à ce que l'air soit suffisamment renouvelé dans les parties latérales inférieures. On connaît tout le danger d'un air infecté dans les maladies, et l'extrême difficulté de guérir les plaies exposées à son action. Les moyens de désinfection employés aujourd'hui peuvent y obvier [35].

Pour perfectionner le service on désirerait que la plupart des infirmiers fussent remplacés par des femmes, dont le caractère plus compatissant leur donne tant d'avantages sur les hommes auprès des malades; leur adresse vigilante semble alléger les maux de tous ceux à qui elles prodiguent leurs soins affectueux.

L'établissement pour les femmes en cou-

---

[35] Les procédés suivants sont le plus en usage :

1.° Vinaigre commun dégagé à l'état de vapeur en l'exposant dans un vase sur des charbons ardents.

2.° Parties égales de nitrate de potasse pulvérisé et d'acide sulfurique concentré.

3.° Une partie d'oxide de manganèse, cinq de muriate de soude, deux d'eau, trois d'acide sulfurique. Exposer ce mélange à la chaleur du feu, si l'on veut que le dégagement soit prompt.

che, projetté depuis long-temps, fut placé en 1806 au-delà des salles inférieures, trop près des latrines communes, du cimetière et de la rivière. Son exposition au sud-ouest peut ajouter à ces inconvénients ; la santé des femmes s'altère avec tant de facilité pendant les couches. N'est-ce pas le plus souvent à la respiration d'un air insalubre que l'on attribue la péritonite des femmes en couches (fièvre puerpérale), qui est depuis plusieurs années un nouveau sujet d'observation.

Cet asile de bienfaisance devrait contribuer à faire cesser un crime affreux (l'infanticide), si souvent excité par la honte ou la crainte du déshonneur...

Pour complément de cette institution, l'on y a créé une école d'accouchement destinée pour les sages-femmes. M. Jélin, chirurgien au Mans, chargé de leur instruction, en avait fait sentir l'importance aux autorités de cette ville en 1802 [36].

[36] La nécessité d'instruire les femmes dans la pratique des accouchements a été développée dans un mémoire que M. Levasseur, chirurgien au Mans, adressa en 1772 à la société d'agriculture de cette ville.

Depuis fort long-temps le traitement de la teigne est confié aux Sœurs de

---

L'assemblée provinciale le choisit pour instruire les sages-femmes.

C'est à lui que l'on est redevable d'une ingénieuse invention, communiquée à l'institut national en 1801, qui tend à imiter les efforts de la matrice pour expulser l'enfant.

Extrait des registres de la Classe des sciences physiques et mathématiques de l'Institut. Le rapporteur, après avoir exprimé la nécessité de l'art des accouchements, dit : « M. Levasseur persuadé de l'insuffisance des moyens ordinairement employés dans l'exercice de cet enseignement, tels que les mannequins de toile, rembourrés de paille, qui n'offrent ni les difficultés que l'on doit connaître pour les surmonter, ni la facilité de faire avec vraisemblance les manœuvres nécessaires dans les cas difficiles, présente un fantôme qui peut les prévoir tous. Il a placé dans un bassin osseux de femme une matrice faite en gomme élastique, et d'une capacité suffisante pour contenir un fœtus de neuf mois, renfermé dans une vessie où se trouve assez d'eau pour représenter celle de l'amnios. Au-dedans du petit bassin est fixé un diaphragme de gomme élastique, ayant un orifice qui simule celui de la matrice. Enfin, au bas et au-dehors du bassin est un second diaphragme qui représente le périné et l'orifice de la vulve.

Tout l'appareil disposé, l'on pèse sur la matrice,

cet hôpital. Sans connaissances médicales, comment entreprendre de guérir une ma-

---

l'eau de l'amnios faisant bomber la vessie par l'ouverture du premier diaphragme, le dilate par degrés. La vessie venant à crever, les eaux s'échappent, et la tête du fœtus s'engage jusqu'à son expulsion totale. L'enfant est-il arrivé au second diaphragme, qui tient lieu de périné, cette substance s'étend, et détermine les précautions à prendre pour prévenir son déchirement. Si l'on cesse de peser sur la matrice, le faux périné se resserre, soulève la tête de l'enfant, et semble la reporter dans l'utérus, d'où elle ne doit être expulsée que par des efforts successifs et multipliés.

Vos commissaires, dit le rapporteur, assurent que tout se passe dans ce fantôme de la manière la plus propre à donner l'idée de l'accouchement naturel. M. Levasseur n'a pas moins réussi dans celui où il faut amener l'enfant par les pieds; il l'a exécuté, et nous sommes convaincus qu'il a eu à surmonter les obstacles ordinaires, qu'il a fallu la force, l'adresse si nécessaires dans ce cas, et que le succès n'a rien laissé à désirer. Il ne manquait à l'illusion que les cris de la femme.

Nous pensons qu'il serait à désirer que ce fantôme fût généralement adopté; il dispenserait les professeurs, sur-tout à Paris, de prostituer pour ainsi dire aux regards, aux attouchements des élèves, ces femmes qui se livrent à ces exercices humiliants. On pourrait y suppléer presque complétement par l'usage

ladie si opiniâtre, qui se complique fréquemment d'accidents fâcheux, et devient un écueil même pour les praticiens les plus expérimentés. La méthode unique de ces sœurs consiste dans l'avulsion : arracher les cheveux, est-ce guérir la teigne ? n'est-ce pas souvent prendre l'effet pour la cause ? Combien de fois cette cruelle pratique n'a-t-elle pas échoué ou produit des maladies chroniques fort rebelles ? On ne peut diriger ce traitement avec trop de prudence, aussi les médecins les plus éclairés se sont élevés contre cette méthode barbare, encore accréditée lorsque la médecine reçoit de toutes parts une impulsion philosophique. Des auteurs recommandables conseillent d'attendre la puberté avant de tenter la guérison de la teigne, à moins que des accidents graves ne s'y opposent. Les organes sexuels devenant alors un nouveau centre d'action, impriment à toutes les fonctions

---

du fantôme de M. Levasseur, auquel il serait facile d'ajouter un dernier degré de perfection, etc.

La classe approuve le rapport, et en adopte les conclusions. *Signé* Tenon, Pelletan, Cuvier.

L'auteur s'occupe à perfectionner cette utile découverte.

un degré d'énergie suffisant pour faire cesser sans retour des maladies antécédentes. Ne voit-on pas souvent, à cette période de la vie disparaître les affections de la tête?

Un local consacré au traitement des maladies de la peau serait d'un grand avantage pour la ville ; les indigents qui en sont atteints ne pouvant se procurer chez eux les secours nécessaires, communiquent ces affections redoutables par-tout où ils habitent : de-là des maux incalculables dans la société.

Il manquait à l'Hôtel-Dieu une salle pour l'ouverture des cadavres et les démonstrations anatomiques. En 1807 M. le préfet, secondé des administrateurs de l'hôpital, la fit construire dans un endroit fort commode, où plusieurs élèves reçoivent de M. Legoux, chirurgien en chef, des leçons d'anatomie, de physiologie et de pathologie chirurgicale.

Cimetières.

Le mode d'inhumation a beaucoup varié chez tous les peuples : *prius in domo sua quisque sepeliebatur.* Isidore. Les uns brûlaient leurs morts, les autres les embaumaient pour les conserver auprès d'eux; certains les laissaient exposés sur la terre; quelques-uns les jettaient dans l'eau; d'autres les faisaient dévorer par des bêtes féroces, etc. Ces différents usages sont assez généralement remplacés par l'inhumation ou enterrement, qui se fait dans des lieux nommés cimetières.

Il paraît que l'on n'inhumait point dans les villes avant le sixième siècle, à moins que ce ne fussent des personnages distingués par leur mérite ou leur naissance. Cette coutume fut scrupuleusement observée chez quelques peuples de l'antiquité; mais les abus qui s'introduisent par-tout firent bientôt rejetter cet ancien usage de salubrité publique : l'on enterra dans les villes, et chaque paroisse eut son cimetière auprès de l'église. Des hommes toujours avides de prééminences voulurent être inhumés dans les temples [37]. Ces sépultures se multi-

---

[37] Orderic Vital rapporte que Geoffroy-le-Bel, comte du Maine et d'Anjou, est le premier que l'on ait inhumé dans l'enceinte du Mans. Son corps fut placé dans la nef de la cathédrale en 1151.

plièrent, et les accidents qui en furent la suite firent rejetter cette dangereuse prérogative.

Lilius Giraldus [38] est un des premiers qui se soit élevé contre cet abus, et plusieurs fois les conciles se sont opposés aux enterrements dans les églises, entr'autres celui d'Auxerre: *Non licet in baptisterio corpora sepelire.* An. Chr. 485, cap. 15.

Les cimetières, ces lieux funèbres d'où s'exhalent des émanations malfaisantes, ne devraient-ils pas toujours être placés au loin, et opposés aux vents qui soufflent le plus fréquemment? Sous ce rapport le grand cimetière du Mans serait bien situé, s'il était un peu plus écarté : celui de la paroisse du Pré s'éloigne beaucoup de la position que l'on doit rechercher.

La salubrité exige aussi de la surveillance pour l'ordre des fosses, afin de ne les r'ouvrir qu'après la consommation entière des corps.

L'usage de placer des tombes dans les cimetières devrait-il être conservé ? Elles

---

[38] *De sepulturâ ac vario sepeliendi ritu libellus, etc. Opera omnia, t. 1.*

occupent beaucoup d'espace, diminuent le contact de l'air atmosphérique, et peuvent retarder la putréfaction des cadavres. Un mausolée simple serait préférable pour ces monuments élevés à la mémoire de ceux qui furent l'objet ou de notre vénération ou de nos plus tendres sentiments.

L'avantage de la végétation dans les endroits insalubres doit engager à l'entretenir dans les cimetières, afin d'en rendre l'atmosphère moins nuisible, et de changer l'aspect lugubre de ces lieux affligeants.

TITRE III.

Réflexions sur les mœurs des Manceaux.

HIPPOCRATE prescrit expressément aux médecins d'étudier les mœurs du pays où ils exercent, d'observer l'influence de la nourriture des habitants, s'ils sont sobres ou non, laborieux ou oisifs. Par-tout où les saisons éprouvent de grands changements, ajoute-t-il, on trouvera de grandes variétés dans les tempéraments, les usages, les passions, etc.

En se livrant à l'étude de l'homme dans les diverses situations de la vie, l'on doit rechercher d'abord quelle est l'influence du gouvernement et de ses institutions, examiner les progrès du luxe, le genre d'industrie, les préjugés, etc.

Quand l'on s'arrête aux déclamations sans cesse dirigées contre les mœurs du jour, mises en opposition avec celles de nos pères, ne semble-t-il pas que nous soyons dans un état de perversité et de corruption totales ? Si la fin du siècle dernier a été marquée par des événements dont le souvenir causera long-temps l'étonnement et la douleur, a-t-on oublié les exemples de dépravation et de cruautés dont l'histoire est remplie [39] ? Ces affligeantes vicissitudes, reproduites tant de fois sous différents motifs, depuis les temps les plus éloignés, ne paraîtraient-elles pas inséparables de l'espèce humaine ?

Il est réservé à un esprit pénétrant et impartial d'entreprendre l'histoire des mœurs, de rechercher les causes, les progrès, les ravages des passions, de signaler l'égarement et les maux qu'elles font naître... Que de nuances à saisir dans la société, depuis l'état de raison jusqu'au désordre absolu des fonctions de l'entendement humain !

Pour étudier avec avantage les mœurs des Manceaux, sans remonter aux temps des Celtes, dont nous connaissons peu le régime et les usages, ne doit-on pas suivre ce peuple dans ses principales révolutions,

---

[39] *In historiâ res non mutantur, personæ mutantur, manet eadem natura hominum.* C. **Pezelius**, Oratio de hist. argum., etc.

non pour en recueillir les faits et les retenir par dates, curiosité frivole, mais pour les considérer comme sujet d'instruction morale, en suivant toujours la liaison des effets avec leurs causes [40]. Asservissement aux armes des Romains, des Francs, des Anglais, etc.; émigrations en Italie; troubles intérieurs; guerres suscitées par l'ambition rivale de plusieurs princes pour se disputer le territoire manceau; expéditions pour la Palestine; établissement du système féodal; famines, maladies épidémiques, épizootiques prolongées et très-destructives, incendies considérables, etc. Quel sujet de meditations doit offrir à l'historien cette suite d'événements mémorables! S'il trouve de

[40] « C'est peu de chose, dit Langlet-Dufresnoy, d'avoir la mémoire remplie de dates, de siècles, d'olympiades, d'époques, de connaître cette grande variété de rois, d'empereurs, de conciles, d'hérésies. Etudier l'histoire, c'est étudier les motifs, les opinions, les passions des hommes, pour en pénétrer les ressorts, les détours, connaître toutes les illusions qu'elles peuvent faire naître à l'esprit, et les surprises qu'elles font au cœur: enfin, c'est apprendre à se connaître soi-même dans les autres. » *Méthode pour étudier l'histoire*, t. 1.

quoi alimenter sa critique, il aura aussi à célébrer la force, le courage, qui distinguaient les Manceaux dans leurs audacieuses entreprises et dans les guerres qu'ils eurent à soutenir pour conserver leur indépendance et résister à des princes oppresseurs. Leur valeur militaire ne doit-elle pas leur faire partager les glorieux éloges que Salluste donnait aux Gaulois : *Gloriâ belli Gallos antè Romanos fuisse* [41].

Profitant des recherches de quelques historiens, si l'on voulait rapprocher les mœurs des anciens Manceaux de celles que l'on remarque aujourd'hui dans cette même contrée, il serait facile d'en faire ressortir les principales différences : on verrait nos aïeux conserver durant plusieurs siècles cet amour dominant pour la guerre qui alimenta l'esprit d'agitation et de conquête: on les verrait affermis par les dangers, négligeant l'agriculture et les arts, malgré les avantages attachés à la position de cette ancienne province, se tenant toujours armés et disposés à quelques nouvelles excursions. Jules-César soumettant la Gaule à

[41] *C. Sal. Bellum Catilin.*

l'empire romain, ralentit cette ardeur impétueuse pour les combats. Constantin autorisant l'exercice public de la religion chrétienne, dompta ce caractère farouche qui les rendit quelquefois cruels et si souvent redoutables aux autres nations.

Que d'événements de nos jours ont dû modifier les mœurs des Manceaux ! . . . Les guerres intestines ; différentes manufactures détruites ; la fortune de plusieurs maisons distinguées passée dans des familles obscures ; des rapports plus fréquents avec Paris, dont on cherche toujours à imiter le ton et les usages ; le luxe des habitations, des vêtements et de la table porté au plus haut degré [42] ; les ridicules prétentions de gens d'une condition subalterne à copier les manières, les habitudes d'un rang plus élevé ; l'éducation de la jeunesse presqu'entière-

[42] « Dans les contrées où le luxe et la vanité ont fixé leur empire, a dit un penseur, la pauvreté est le plus grand des vices, celui que l'on cache avec le plus de soin. Chacun veut sortir de sa condition ; telle est la source de cette manie ridicule et ruineuse qui s'étend jusque dans la classe inférieure de la société. Nul homme ne paraît ce qu'il est ; il veut avoir une famille et un rang plus relevés. »

ment abandonnée dans un temps [43], etc.

Comment distinguer le type du caractère

---

[43] Qu'il me soit permis de représenter ici à plusieurs de mes concitoyens, que trop d'attachement pour leurs enfants, ou trop de vanité sont la source de bien des erreurs dans l'éducation. C'est le plus souvent dans un accroissement rapide, quand il est si nécessaire de leur procurer une alternative de repos et d'exercice de corps, qu'on les assujettit à des études pénibles et prématurées, rarement assorties à leurs dispositions naturelles, ou au rang qu'ils doivent tenir dans la société. . . Prenant pour aptitude des efforts de mémoire provoqués ou par la crainte ou par l'espoir de récompenses, l'on développe leurs facultés morales au préjudice de la santé, et à 16 ou 18 ans, tel jeune homme chargé de connaissances est déja accablé d'incommodités physiques; son corps faible, mal conformé, lui présage dès ce moment une très-courte carrière. D'autrefois un état de stupidité est le résultat d'études trop précoces. Quelques hommes transcendans parvenus à un âge fort avancé, après avoir fait dès l'enfance l'étonnement et l'admiration de leur siècle, sont des exceptions trop rares pour être citées comme exemples. Un enfant fut-il doué de la conception la plus facile, pouvant se livrer sans peine à tous les genres d'études, avec quel ménagement ne doit-on pas entretenir chez lui ces sortes de dispositions, pour ne point développer son esprit au préjudice de ses forces. On voit de ces petits prodiges,

des Manceaux ? Cette tâche est difficile à remplir, par l'espèce de confusion qui règne dans toutes les classes, depuis les événements de la révolution. Même obstacle pour

---

a dit avec raison un auteur moderne, qui, parvenus à l'âge de maturité, se trouvent communément au-dessous des hommes ordinaires.

Une autre erreur non moins préjudiciable se fait remarquer dans l'éducation de beaucoup de femmes que l'on tient ou trop près ou trop éloignées du sexe auquel elles doivent s'unir un jour ; ignorant les devoirs du mariage, cet état devient une condition des plus étranges ; ignorant également la conduite qu'elles doivent tenir dans le monde, les unes évitent les hommes avec une affectation sauvage, les autres franchissent toutes les bornes sans pudeur, sans retenue. . .

Les fautes qui dérivent de l'éducation ont souvent des causes fort éloignées : les mères qui pendant la grossesse se livrent à des excès, ignorent sans doute les pénibles émotions qu'elles causent à leur enfant ; la plupart se privent, sans motif légitime, de la plus délicieuse des jouissances, celle de l'allaitement, en confiant à des femmes mercenaires, dont la santé est au moins équivoque, l'existence d'un être qui doit attirer tous leurs soins, et devenir pour elles une source de félicités. C'est ainsi qu'elles renoncent aux douces affections que l'enfant conserve pour celle qui l'a nourri.

signaler leur constitution physique, leur tempérament prédominant.

Un écrivain du dix-huitième siécle, en parlant de l'époque où l'on peut connaître l'esprit d'un peuple, disait que tout l'art consiste à démêler cette époque, à la fixer, à la saisir; il est très-peu d'observateurs, de philosophes, et presque pas d'historiens qui y soient parvenus. Toujours prévenus dans leurs jugements, trop précipités dans leurs décisions, les uns ont pris les mouvements tumultueux, les lois incertaines d'un peuple qui se forme, pour les preuves de son caractère, de son génie. Plus inconséquents dans leurs distinctions, d'aûtres les ont cherché dans ces sinistres alternatives de force et d'épuisement, d'agitation et de léthargie, signes précurseurs de la ruine d'une nation qui cherche vainement à retarder, à cacher sa décadence.

La difficulté de saisir le caractère moral des habitants de cette contrée tient donc en général à l'espèce de confusion qui existe dans la classe intermédiaire de la société, et aux nuances si différentes que l'on remarque entre les hommes qui occupent le premier rang, les magistrats, le clergé, les négocians, etc. Leurs rapports avec le public sont si variés; les uns interprètent les lois, et deviennent les arbitres de la fortune, de l'honneur et de la vie des citoyens ; les autres doivent être exclusivement dévoués à la morale et à l'édification chrétienne: le négociant, quoiqu'également précieux à l'état, diffère essentiellement par le genre de services qu'il lui rend. C'est donc dans la dernière classe du peuple que l'on trouve le plus d'uniformité, à peu près mêmes habitudes, mêmes préjugés.

Si l'on examine les mœurs des habitants des campagnes (je parle de leur état de simplicité avant la révolution), l'on ne remarque rien d'analogue avec celles des citadins : chez les premiers, point d'oisifs, fort peu de célibataires, le luxe y était ignoré, les maladies peu nombreuses; j'en excepte celles qui proviennent d'exercices forcés et de l'intempérie des saisons. Pour observer avec plus d'avantage ces habitants dans leurs mœurs, malgré les rapports de travaux, ne pourrait-on pas en général les ranger en trois classes distinctes : 1.° les fermiers ou métayers; 2.° les bordagers; dont les tenues sont moins considérables; 3.° l'habitant des chaumières, sujet de tant de rêveries poétiques; son humble simplicité mise en opposition avec l'éclat du plus haut rang, pour faire mieux ressortir son bonheur idéal. . . L'observateur voit cette classe d'un œil bien différent; il sait que ceux qui la composent ont une condition très-pénible; qu'il est peu de professions dans la société qui exposent autant à la rigueur des saisons ceux qui les exercent. Leurs travaux fatigants, les déperditions énormes qu'ils font par la transpiration, nécessiteraient de meilleurs aliments; aussi les maladies qu'ils contractent, et qui leur sont communes avec l'habitant des villes, exigent-elles des différences dans la manière de les traiter, quelle que soit l'identité de classification qui les rapproche.

Naissances, difformités.

Selon le dénombrement que M. Humboldt vient de faire en France, les femmes y sont généralement aux hommes dans la proportion de neuf à huit. Les émigrations, la guerre, les dangers auxquels les hommes sont plus exposés dans les différents états de la vie, rendent le nombre des femmes bien supérieur.

Le rapport des naissances à la population de cette ville est comme un à vingt-cinq environ, et dans les campagnes comme un à vingt-trois ou vingt-quatre.

Des hommes qui croient pouvoir surprendre la nature dans ses écarts ont essayé d'expliquer, à l'aide de spéculations purement paradoxales, des phénomènes que l'on ne connaît que dans leurs effets, et dont les causes ne frapperont jamais nos sens. Peut-on savoir si telle conformation vicieuse est dépendante de l'enfant, ou si elle tient à des dispositions particulières à la mère. Ceux qui recherchent le prestige, même dans les choses les plus évidentes, croient trouver dans certaines difformités des ressemblances avec les objets ardemment désirés, ou qui ont pu frapper vivement l'imagination de la mère pendant la grossesse. Il serait fastidieux de rapporter les puériles interprétations qu'elles occasionnent encore parmi le peuple.

Des taches, des excroissances très-variées à

la peau, la division de la lèvre supérieure, l'hydrocéphale, la courbure ou déviation de la colonne dorsale, les cuisses, les jambes ou les pieds contournés, sont des difformités les plus communes dans cette contrée. Quatre acéphales ont été observés au Mans il y a vingt ans environ.

Vêtements.

Cette partie importante de l'éducation physique ne peut être trop surveillée, surtout chez les enfants, dont la faiblesse réclame sans cesse notre sollicitude. Par quelle fatalité les conseils des hommes les plus éclairés n'ont-ils pu rompre la routine, et amener cette réforme que l'on devait attendre, en faisant disparaître de l'accoutrement des enfants les béguins, les têtières, les maillots dans lesquels on les tient encore garrottés, usage si nuisible à leur accroissement. Le citoyen de Genève, par l'ascendant de son génie, a su triompher des préjugés et opérer quelques réformes salutaires dans l'éducation des enfants. Le même auteur, en parlant de l'habillement, a publié une vérité morale trop méconnue. « On ne saurait dire combien le choix des

» vêtements et les motifs de ce choix in» fluent sur l'éducation : non-seulement » d'aveugles mères promettent à leurs en» fants des parures pour récompenses, l'on » voit même d'insensés gouverneurs me» nacer leurs élèves d'un habit plus grossier » et plus simple comme d'un châtiment. » *Si vous n'étudiez mieux, si vous ne con*» *servez mieux vos vêtements, on vous* » *habillera comme ce petit paysan.* C'est » comme s'ils leur disaient : *Sachez que* » *l'homme n'est rien que par ses habits, que* » *votre prix est tout dans les vôtres* [44] ».

La forme de nos vêtements, les longs apprêts qu'exige notre parure, les ligatures que nous pratiquons pour ainsi dire à chaque partie du corps, dont nous détruisons sans cesse le développement et la beauté, nous assujettissent à des incommodités continuelles. Les buses, les corps baleinés que beaucoup de femmes portent encore, occasionnent par leur compression des maladies dangereuses, dont les causes sont quelquefois impénétrables.

La variété des modes fait souvent passer

---

[44] Emile, ou de l'Education, t. 1, l. 2.

d'un extrême à l'autre [45]; les femmes sont plus particulièrement victimes de cette frivolité qui compromet leur santé d'une manière si fatale. Combien ne doit-on pas gémir sur leur imprévoyance! elles ignorent que tel costume, adopté comme moyen de plaire, détruit chaque jour ce que leurs attraits ont de plus séduisant. Ainsi cherchant à exciter les désirs, bientôt par leurs souffrances elles inspirent la pitié. Quel nombre effrayant de victimes n'a pas succombé à cet usage destructeur d'avoir la poitrine et les bras découverts, même dans les temps rigoureux, et de ne se vêtir qu'avec l'étoffe la plus légère! Ces abus se propagent maintenant dans tous les rangs de la société.

D'autres temps ont eu d'autres erreurs; souvent à une modeste simplicité ont succédé des modes fort bizarres qui furent réprimées par des réglements et des lois somptuaires. Aujourd'hui peu de différence entre

---

[45] L'étonnante variété de notre habillement donna l'idée singulière à un artiste qui dessinait le costume des peuples, de représenter le Français nud, tenant sous chaque bras différentes pièces d'étoffes.

les vêtements du domestique et ceux du maître; le simple artisan se pare d'étoffes les plus recherchées, et lorsqu'une industrie légitime devient insuffisante pour satisfaire ses nouveaux besoins, on sait quels sont les moyens d'y suppléer. . .

Si la forme de certains vêtements est contraire à la santé, le mauvais choix des étoffes a aussi ses désavantages, et par leur couleur et par la disposition du tissu. Personne n'ignore qu'il ne faut pas employer indistinctement celles qui retiennent, concentrent ou isolent soit le fluide électrique, soit la chaleur du corps. Les saisons, l'âge, le tempérament, doivent en déterminer le choix, qui n'est jamais indifférent pour les personnes faibles et les enfants, sur-tout dans un climat où les vicissitudes atmosphériques sont si fréquentes.

Ceux qui s'assujettissent aux caprices des modes; la plupart des ouvriers obligés de s'exposer aux injures de l'air; beaucoup de gens qui pendant les froids passent subitement et sans précautions de la température élevée des appartements à l'air extérieur, ne peuvent apporter trop de soins dans la manière de se vêtir, à moins qu'une santé robuste et une habitude soutenue ne les préservent des accidents presque toujours occasionnés par ces transitions.

Aliments.

La variété des fortunes et des goûts apporte dans la préparation des aliments des différences qu'il serait assez difficile de faire connaître. On voit peu de maisons qui aient conservé cette heureuse frugalité qui fut toujours le garant des mœurs et de la santé, comme elle fut le soutien de la gloire et de la prospérité des empires.

C'est parmi les habitants des campagnes et dans la classe inférieure du peuple que l'on trouve moins de changements dans la manière de se nourrir. Du pain de médiocre qualité [46], des soupes au beurre ou à

---

[46] En général les paysans peu aisés préparent leur pain avec un mélange de seigle, d'orge et de maïs. Les riches cultivateurs n'emploient que le froment uni au seigle. Le pain de la classe indigente de la ville est ordinairement fait avec le froment dans lequel prédomine la partie corticale.

Outre que l'art de faire le pain est peu avancé dans certains cantons du département, à peine prend-on

la graisse, du laitage, quelques légumes, de mauvais fruits, des harengs, parfois un peu de lard, rarement d'autres viandes; des boissons préparées ou avec des cormes ou avec du marc de raisin, du cidre de mauvaise qualité, etc., constituent les aliments journaliers de cette portion intéressante de la société. Sont-ils assez réparateurs pour des gens assujettis à des travaux fatigants? C'est particulièrement au déclin de la belle saison, lorsque la température devient humide, que l'on en remarque les fâcheux effets.

Les aliments de l'artisan aisé sont bien préférables; il se procure du pain de froment, de bons légumes, des viandes de boucherie, du cidre ou du vin, etc.

La table du riche se compose bien autrement; les productions indigènes les plus

---

le soin de retirer par le criblage les grains malfaisants qui s'y trouvent, tels que l'ergot, l'ivraie, etc.

M. Liberge, médecin au Mans, vient d'être consulté pour l'asthénie des membres inférieurs produite par l'ers, *ervum ervilia*, que l'on a fait entrer dans le pain. Valisneri, Benninger et autres rapportent des exemples de l'effet dangereux de cette plante sur l'homme et certains animaux.

délicates excitent à peine son appétit; il lui faut des mèts, des vins apportés de fort loin et à grands frais. Comment apprécier l'influence des aliments sur cette classe de la société, si souvent exposée d'ailleurs à l'action simultanée et confuse de tant de causes qui peuvent déterminer dans la santé les altérations les plus variées?..

Sera-t-il déplacé de fixer ici l'attention des pères et mères sur un breuvage perfide (le mélange du lait à la décoction de têtes de pavots) que les nourrices font prendre aux enfants, soit pour provoquer le sommeil, soit pour calmer des souffrances presque toujours causées par la dentition ou les vers? Ce pernicieux usage est accrédité ailleurs que dans le Maine. M. Medicus, qui exerce à Mayence, en a fait le sujet d'une dissertation importante. « On a vu, » dit il, des enfants tomber dans une longue » léthargie quelque temps après avoir pris » de cette boisson. »

Morts, inhumations.

C'est ordinairement vers les équinoxes et le solstice d'hiver, lorsque la température est long-temps humide, que les mortalités sont plus multipliés dans cette contrée, de même qu'après les chaleurs ou trop vives ou trop durables, accompagnées d'orages fréquents, ainsi que le déclin de l'été de 1811 en a offert l'exemple. Tandis qu'un grand nombre d'habitants des campagnes était atteint de maladies aiguës très-intenses, l'on remarqua dans la ville différentes affections chroniques, entr'autres la phtisie pulmonaire, la paralysie, terminées par la mort.

Les événements inséparables de l'existence de l'homme rendent la mort accidentelle très-fréquente; tous les temps, tous les lieux ont vu confondre celle qui n'est qu'apparente avec la mort réelle, funestes méprises trop rarement surveillées [47].

[47] Des gardes-malades, souvent aussi cruels que stupides, et mus par la plus vile cupidité, exposent aussitôt sur une paillasse, quelle que soit la rigueur de la saison, des malheureux à peine expirants ou dans un état de mort apparente, afin de s'emparer au plus vîte des dépouilles qu'il est d'usage de leur accorder. C'est pour éviter, disent-ils, la difficulté de rapprocher les membres roides du cadavre qu'ils l'ensevelissent peu d'instants après l'avoir jugé mort. Est-il un usage plus repréhensible ?

Que de fausses inductions n'occasionnent pas chaque jour, soit les causes présumées qui la déterminent, soit les signes extérieurs qui semblent la caractériser!.. Ici s'égare dans un dédale de conjectures celui qui ne sait pas en consulter les phénomènes; et une foule de tentatives illusoires, quelquefois périlleuses, proposées avec le ton de l'assurance et d'une supériorité exclusive, en deviennent la suite inévitable.

Plusieurs signes de la cessation de la vie organique ou intérieure, pris collectivement, font reconnaître la mort; elle est incertaine, si on les considère isolément; tels que le froid général de la peau, l'affaissement du globe de l'œil, la roideur des membres, l'exhalaison fétide du corps, très-distincte de celle qui a lieu par la putréfaction. On sait que le passage de la vie à la mort peut présenter, dans certains cas, des signes, des nuances qui échappent à l'examen le plus attentif, et que l'on peut être plusieurs jours dans un état de mort apparente. Héraclide de Pont, selon Pline, Galien, et autres, a décrit une maladie nommée *Apnos,* mot grec qui signifie sans respiration, dont les symptômes simulent la mort pendant trente jours environ.

Les annales de la médecine offrent des exemples nombreux et effrayants de personnes qui ont été victimes d'inhumations trop promptes ; elles rappellent aussi des circonstances heureuses qui les ont arraché à la mort. La plupart de ces anecdotes sont un trait de lumière pour l'observateur, et peuvent conduire, par l'analogie, à des résultats importants de pratique, sur-tout dans le cas de mort apparente à la suite d'affections nerveuses.

Je rapporterais quelques faits particuliers à cette province, si les renseignemens étaient plus exacts ; je citerai les exemples suivans d'après les auteurs.

Un chirurgien distingué de l'école de Paris dit avec une candeur digne d'éloges que pratiquant l'opération césarienne sur une femme qu'il croyait morte, le premier coup d'instrument lui fit reconnaître son erreur avec effroi.

L'abbé Prévôt, auteur de l'Histoire générale des voyages, fut frappé d'apoplexie, revenant de Chantilly; des paysans le trouvent étendu, et l'emportent au presbytère voisin. La justice rassemblée fait ouvrir le corps par un chirurgien qui, sans examen préliminaire, plonge le scalpel dans les intestins de cet infortuné ; le cri affreux qu'il jetta fit frémir les assistants, et il expira après avoir vu de quelle manière horrible on lui arrachait la vie.

Milady Roussel, épouse d'un colonel anglais, resta huit jours dans un état de mort apparente. Quelle fut la surprise de son mari, qui ne cessait de la baigner de ses larmes, lorsque sa chère Milady se réveilla en disant : *voilà le dernier coup de la prière, il est temps de partir!* Cette femme recouvra bientôt la santé, et vécut longtemps.

Le docteur Crafft parle d'une demoiselle d'Ausbourg, atteinte d'hystérie, que l'on inhuma sans précaution. Le caveau dans lequel on l'avait mise fut ouvert quelque temps ensuite, et cette malheureuse fut trouvée étendue sur les degrés où elle avait expiré après s'être dévoré la main droite.

Le procès fameux inséré dans le huitième volume des Causes célèbres, dont le sujet fut l'exhumation de l'épouse d'un financier par un jeune homme à qui elle avait été promise dès l'enfance, est encore un exemple très-frappant d'enterrement trop prompt.

Les noyés sont aussi souvent victimes d'inhumations précipitées. Kunkel et Péclin citent des personnes qui ont été submergées pendant plusieurs jours, et que l'on a rappelées à la vie. Ces sortes de résurrections paraîtront apocryphes à ceux qui confondent les bornes du possible avec celles de leurs connaissances. . .

Le professeur Richerand s'est attaché à faire connaître l'inutilité de la plupart des prétendus secours encore en usage, tels que les secousses, les sternutatoires, les fumigations, les ventouses, etc. Quelle peut être l'avantage de ces moyens contre un accident qui détermine la mort par l'interception du passage de l'air dans les poumons ? On a remarqué plusieurs fois que les fumigations avec le tabac, introduites dans les intestins, produisent un effet tout opposé à celui que l'on veut en obtenir. Une autre pratique non moins périlleuse consiste à suspendre les submergés par les pieds, à les rouler, les agiter en différens sens, etc.; absurdes tentatives, qui loin de rappeler à la vie, peuvent occasionner la mort ! La constriction de la glotte n'empêche-t-elle pas l'eau d'affluer dans les poumons pendant plusieurs heures ? elle n'y pénètre que quand le corps a été long-temps submergé, la glotte se dilatant alors aisément.

Par-tout où les inhumations précipitées ont été reconnues, des hommes éclairés et philantropes ont dû s'élever contre ces déplorables abus; mais quel a été le succès de leurs justes réclamations? Si ceux qui doivent les réprimer se croient à l'abri de tels malheurs, qu'ils sachent au moins que l'impéritie et la prévention les reproduisent sans cesse. . . Les personnes les plus élevées en dignité, comme celles de la classe la plus infime, sont également exposées au danger d'être ouvertes ou enterrées vivantes.

« Tant qu'une loi, dit M. Louis, n'aura point réglé les précautions indépendantes des mesures que prescrivent l'attachement et la tendresse des parents, des amis du défunt, que de personnes peuvent devenir homicides de ceux qui leur sont chers, en précipitant leurs funérailles pour s'épargner la vue d'un objet qui aigrit sans cesse leur douleur ! Il peut y avoir des abus plus dangereux encore : combien d'héritiers avides qui attendent le moment d'être en possession de la fortune d'un collatéral opulent, peuvent mésuser de la liberté que donne la loi d'enterrer au bout de vingt-quatre heures ! . . »

Que ceux qui, par une coupable incrédulité, envisagent comme frivoles les précautions à prendre pour se soustraire à ces méprises, se transportent par la pensée dans la nuit des tombeaux, où ils seraient réveillés avec toute la connaissance de leur affreuse position, redoublant d'efforts dans leur désespoir pour briser les liens qui les retiennent, et soulever le poids énorme sous lequel ils doivent expirer !

Pour prévenir ces malheurs, je désirerais que tous ceux qui sont présumés morts restassent au moins 48 heures dans leur domicile, excepté lorsque la putréfaction est évidente, et davantage dans les cas douteux. Il serait peut-être préférable et plus sûr de les transférer dans un local pratiqué auprès du cimetière, ou en tout autre lieu suffisamment éloigné de la ville. Là se trouveraient deux chambres, l'une destinée pour des gardes; l'autre recélerait les corps, qui y

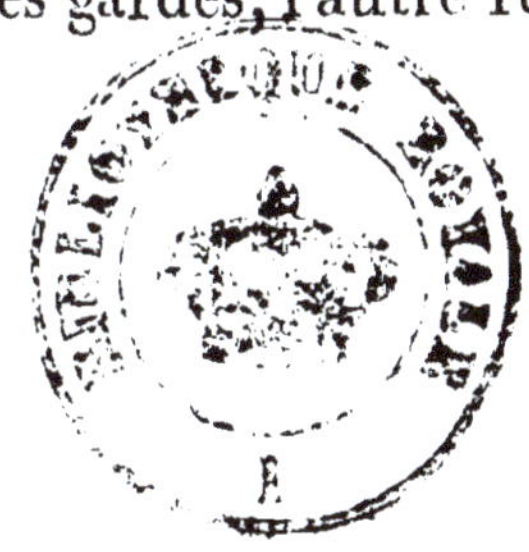

seraient entretenus de la manière la plus commode pour l'observation, et toujours le visage découvert, jusqu'à ce que la mort fût certaine. Un médecin, un chirurgien, y feraient des visites assidues et toutes les tentatives convenables, subordonnées aux différents genres de mort.

SECONDE PARTIE.

TITRE PREMIER.

Maladies qui ont régné au Mans et dans les environs.

Il serait curieux de connaître l'histoire des maladies les plus remarquables qui ont affligé le Maine depuis les temps anciens; mais, en se livrant à ces sortes de recherches, l'on se trouve pour ainsi dire réduit à des citations chronologiques, ou à quelques faits aussi vagues que stériles. Rien de plus obscur que les écrits qui nous restent; les mots épidémies, contagions, pestes sont indistinctement employés pour désigner une maladie qui se reproduisit différentes fois. La même incertitude existe jusqu'au dix-huitième siècle pour celles qui prirent naissance dans cette province.

En se reportant aux premiers temps de

l'ère chrétienne, on lit dans la vie de S. Pavace, évêque du Mans, la relation d'une peste qu'il désigne comme très-meurtrière ; les fictions ou allégories éparses dans ce récit furent sans doute imaginées pour exprimer le désastre d'une épidémie effrayante que ce prélat paraîtrait avoir arrêtée par ses soins éclairés et bienfaisans.

Corvaisier, dans son Histoire des évêques du Mans, parle d'une peste qui dépeupla une grande partie de la province, dans le sixième siècle, sous l'épiscopat d'Innocent. Cette année-là, l'agriculture fut tellement abandonnée, qu'à peine put-elle produire de quoi ensemencer; il en résulta la famine la plus cruelle et cette peste qui ravagea une grande partie des Gaules.

Quoiqu'on ne retrouve nulle part la relation de ces calamités, tout paraît cependant assurer l'existence d'une épidémie des plus redoutables, en rapprochant les mesures qui furent prises et pour s'en garantir et pour l'expulser.

Des auteurs qui ont décrit la peste assurent qu'elle est particulière au levant, d'où elle nous a toujours été transmise par la voie du commerce. Ne semble-t-il pas que dans tous les tems certains peuples se soient réciproquement reprochés la communication de telle ou telle maladie ? La lèpre, le mal des ardents, la syphilis, etc., en sont des exemples ; et sans s'abandonner à des conjectures, ne voit-on pas en différentes régions, même dans le nord, des causes identiques avec celles qui produisent ces pestes si souvent funestes à l'orient. Denys d'Halycarnasse, Plutarque, Tite-Live et autres en offrent des preuves.

D'après un mémoire présenté à la société de médecine de Paris, par M. Hollande, qui accompagna le baron de Tott aux Echelles du Levant [48], l'on ne sait encore rien de positif sur l'origine et les causes de la peste, ni sur les lieux où elle semble se développer spontanément. Tandis qu'on assurait à Constantinople que cette maladie y était apportée d'Egypte, l'on tenait pour certain aux Echelles du Levant qu'elle venait de Constantinople. Selon l'observation de M. Hollande, lorsque la peste est à son déclin, elle n'est précédée d'aucuns

[48] Histoire de la Société royale de Médecine, 1777. Physique médicale.

changements apparents dans l'air. Les chaleurs excessives de l'été, le souffle brûlant du vent du midi, en arrêtent ordinairement les progrès en Egypte. Presque toujours elle s'affaiblit ou s'éteint après le solstice d'été; enfin les contrées maritimes paraissent les plus favorables à son développement.

Lèpre.

A QUELLE époque cette maladie repoussante parut-elle dans le Maine pour la première fois ? Quelques auteurs rapportent qu'elle y fut signalée dans le dixième siècle: ses caractères ne se trouvent nulle part. Les médecins qui la dénommèrent l'ont-ils observée avec assez d'exactitude pour faire croire à son existence? la manière dont ils s'en assuraient est peu propre à persuader; d'ailleurs leur doctrine ne dut-elle pas se ressentir de l'état de barbarie où les sciences étaient dans cette partie de la France.

La contradiction où sont tombés la plupart des anciens auteurs qui ont vu et traité la lèpre, entr'autres Aétius, Oribase et Galien, fera toujours douter de la nature de cette maladie; et d'après la remarque du professeur Pinel, l'on ignore s'ils ont voulu caractériser le psora ou le herpès dans leur état d'intensité ou de complication. De tous les médecins anciens, Arétée paraît être le seul qui l'ait décrite avec précision, et qui puisse servir de modèle. Quelle que fût cette affection de la peau, elle devait être très-multipliée dans le Maine, si l'on en juge par le nombre d'établissements que l'on y avait créés.

On lit dans l'histoire d'Adam-Châtelain, évêque du Mans, quels furent les moyens singuliers que les officiers ou frères de la léproserie employaient pour s'assurer de l'existence de la lèpre. C'était sur une table de marbre qu'ils examinaient ceux qui étaient soupçonnés d'en être atteints. *Ad ipsum examinandum et experimentum in talibus assuetum faciendum nos de præmissis volentes certiorari, ipsum G.. nudum ad lapidem marmoreum in domo nostrâ Cenomani existentem* [49] *, ad quem pro experimento morbi consueverit haberi recursus, applicuimus.* Cette pratique extraor-

---

[49] Cette pierre était placée dans une maison de la rue Dorée, dépendante de la léproserie.

dinaire était confirmée par les médecins ou autres experts qui assistaient à l'épreuve, et si l'on reconnaissait la maladie chez ceux qui y étaient soumis, l'évêque, ou son official, pouvait par une sentence les séquestrer de la société.

A moins que l'on ne suppose le charlatanisme le plus déhonté, l'impéritie la plus profonde dans ceux qui étaient chargés de cette épreuve, quelle pouvait être l'utilité d'un examen aussi insignifiant pour reconnaître une affection aussi évidente ? Les Lapons, dont la superstition égale l'ignorance, sont-ils plus extravagants lorsqu'ils cherchent avec leur tambour magique à interpréter si une maladie sera mortelle ou non ? Avant que l'esprit d'observation eût détruit les erreurs qui ont trop long-temps dominé la médecine, quelles absurdités n'a-t-on pas accréditées pour en imposer au vulgaire toujours avide de merveilleux, de choses qui excitent son admiration et qu'il ne peut concevoir !

On ignore le tems où cette maladie disparut entièrement du Maine. Il est présumable que les progrès de la civilisation et une police plus éclairée ont dû l'anéantir pour toujours.

Mal des ardents.

Vers la fin du onzième siècle une autre maladie redoutable se montra dans le Maine; on la nomma *feu sacré*, *feu Saint-Antoine*, *peste ignaire*, *mal des ardents*, dénominations synonimes alors pour désigner une seule affection que des médecins ont voulu depuis rapprocher de l'érysipèle, entr'autres Lorry [50]. *Sacer ignis*, dit-il, *ab erysipelate differt... Est ergo sacer ignis erysipelas chronicus, unquam ad universum corpus pertringens, sed hanc aut aliam partem adortus, ibique fixam sedem occupans*, etc. Dans la description qu'il en donne, l'on ne voit aucune analogie de symptômes avec ceux que plusieurs auteurs nous ont transmis, entr'autres Sygebert [51]. *In occidentale parte Lotharingiæ, ubi multi sacro igne interiora consumente computrescentes, exesis membris instar carbonum nigrescentibus, aut miserabiliter moriuntur, aut manibus*

[50] *De morbis cutaneis, sect. 1.*
[51] *Chronica, anni 1089.*

ac pedibus putrefactis truncati miserabiliori vitæ reservantur; multi verò nervorum contractione distorti tormentantur.

Doit-on considérer aussi comme érysipèle les symptômes que trace Hippocrate sous le titre de constitution pestilentielle [52]? Cette confusion est étrangère aux traités analytiques de médecine. « Il est facile de » voir, dit M. Pinel, que sous le nom » d'érysipèle, l'on ne doit comprendre que » cette phlegmasie de la peau, qui est lé- » gère et superficielle, non circonscrite, » étendue en largeur, d'un rouge foncé, » couleur qui disparaît par la pression et » se renouvelle ensuite [53]. »

L'hôpital où l'on traitait le mal des ardents fut confié à des religieux de Saint-Antoine, établis par Urbain XI. Long-tems on a cru que cette maladie avait été apportée en France par les Croisés à leur retour de la Palestine. Cependant Sygebert dit que le mal des ardents exerça ses ravages dans la partie occidentale de la Lorraine, en

[52] Epidémie, liv. 3, sect. 3.

[53] Nosographie philosophique, phlegmasie cutanée.

1089, et l'on sait que la première croisade ne fut terminée qu'en 1099 ou 1100. Cette maladie régnait dans le Maine depuis plusieurs années, puisqu'Avesgaud, mort en 1033, avait fait disposer l'hôpital des ardents pour ceux qui en étaient atteints. Si les Croisés l'ont apportée dans cette province, il est évident qu'elle y existait avant leur retour en France.

Épidémies.

DEPUIS l'invasion du mal des ardents jusqu'au commencement du seizième siècle on ne trouve de notable sur les maladies qui parurent durant ce long intervalle qu'une seule épidémie, observée au Mans en 1484. Les pièces qui en constataient l'existence auraient-elles éprouvé le sort de la plupart des choses remarquables de ce temps-là? Des guerres fréquentes et opiniâtres, suscitées par divers motifs, furent long-temps une cause de destruction, le vainqueur regardant presque toujours le pillage comme un droit que lui donnait son triomphe.

Les écrits qui nous restent rappellent

plusieurs maladies épidémiques rapprochées et très-meurtrières qui se prolongèrent dans cette contrée jusqu'au milieu du dix-septième siècle : l'on ne connaît de leurs caractères que les noms indistinctinctement employés de pestes, épidémies, contagions. Le catarrhe pulmonaire qui régna épidémiquement en 1557 et 1558 reçut la même dénomination [54].

D'autres traditions donnent l'histoire des pestes de Lyon, Digne, Marseille, où l'on croit qu'elles furent apportées par le commerce du levant ; leur développement spontané a dû cesser en France dès qu'on s'occupa avec soin de l'agriculture, des défrichements et de tout ce qui tendait à entretenir la salubrité publique. Ces épidémies se seraient-elles propagées jusque dans le Maine ? René Bodereau paraît être le seul

---

[54] « Les médecins anciens, dit Zimmerman, ne restreignaient pas la peste à la fièvre accompagnée de bubons ; ils appliquaient encore ce mot à toutes les épidémies qui faisaient des ravages, même à des maladies de poitrine, à l'esquinancie, à la syphilis, etc. » Zimmerman n'a pas voulu sans doute désigner les pestes dont ces différentes affections étaient ou le prodrome ou la complication.

qui les ait observées. Quelles qu'en fussent les causes, le caractère, elles paraissaient très-menaçantes, si l'on en juge par les mesures que l'on prit. Des retranchements pratiqués aux différentes issues de la ville, la suspension des cérémonies religieuses, la retraite d'un grand nombre de citoyens à la campagne, etc., tout annonçait les plus affreuses calamités, et semblait tenir les esprits dans un état d'épouvante [55]. Les malades qui ne pouvaient être admis dans les hôpitaux étaient placés hors de la ville, dans des lieux peu commodes.

Ces épidémies disparurent et revinrent à des intervalles plus ou moins rapprochés.

---

[55] Des hommes inspirés par une heureuse philosophie ont prouvé dans d'autres tems que le courage et la sécurité pouvaient quelquefois résister aux plus horribles fléaux. Thalès de Crète fit cesser la peste qui affligeait les Lacédémoniens, en se montrant calme au milieu d'eux, et leur inspirant de la confiance. Même conduite de Diémerbroek dans la peste de Nimègue; partout il signala son courage et son zèle. Le docteur Desgenettes, alors médecin en chef de l'armée française en Egypte, ne s'est-il pas distingué par le plus rare dévouement, lorsqu'il s'inocula la peste pour rassurer les pestiférés?

Gangrène sèche.

L'AGRICULTURE abandonnée par cette suite de désastres qui lui enlevèrent les hommes et les animaux domestiques, ne put satisfaire aux besoins des habitants; la famine se fit cruellement sentir vers l'an 1694, et le peuple fut réduit à se nourrir de pain d'une très-mauvaise qualité, qui causa cette gangrène sèche que des auteurs ont nommée *ustilagineuse;* elle atteignit tous les âges, et fut caractérisée par des douleurs fort vives, avec convulsions suivies de stupeur; les membres s'atrophiaient, devenaient noirs, perdaient entièrement leur sensibilité, et se détachaient du tronc sans hémorragie.

Malgré la nature évidente de cette maladie, on jettait l'alarme dans ce pays déjà consterné, en annonçant que la peste s'était déclarée dans les environs. Toutes communications des citoyens entr'eux furent interdites, de même que des habitants de la ville avec ceux des campagnes, et les accidents les plus fâcheux furent la suite de cette fausse mesure et de l'effroi qu'avait causé le seul mot *peste*. Chaque jour n'abuse-t-on pas encore de la dénomination des maladies : il est des praticiens qui appellent fièvres malignes toutes celles qui sont accompagnées de paroxismes un peu violents ? « C'est une heureuse ressource pour » un esprit peu exact, dit le docteur Pinel, » que l'usage de certains termes d'une signi- » fication indéterminée, et que l'on peut » employer à chaque instant, sans craindre » d'être trouvé en défaut ; telle est la dé- » nomination de fièvres malignes. »

Depuis ce siècle si désastreux pour le Maine, cent cinquante ans environ se sont écoulés sans épidémies remarquables; aucun écrit du moins n'en rappelle l'existence.

Catarrhe épidémique.

PENDANT l'hiver long et très-froid de 1743, régna un catarrhe de poitrine, vulgairement appelé *grippe*, qui fit les plus grands ravages au Mans, sur-tout parmi les personnes dont l'organe pulmonaire était naturellement débile ou irrité par des causes quelconques. Les symptômes caractéristiques étaient la toux avec oppression et fièvre, douleurs pongitives, quelquefois crachement de sang. On observa des complications adynamiques.

Malgré l'intensité de cette maladie, elle fut peu meurtrière, et se termina au mois de mai de la même année. Les convalescences furent longues et pénibles. D'après la description qu'en a donné M. Livré, médecin au Mans, ce catarrhe se rapprochait beaucoup de la péripneumonie.

Il s'étendit dans une grande partie de la France en 1728, 1729, 1732, 1737 et 1738. Sauvages, Huxam, Hoffmann et autres, l'ont décrit.

Variole épidémique.

L'HIVER de 1757 fut remarquable par une variole épidémique qui s'annonça subitement avec des symptômes très-menaçants; et ne ralentit ses progrès qu'au mois d'avril de la même année. Les jeunes gens, jusqu'à l'âge de vingt ou vingt-un ans en furent atteints: on compta dans la ville plus de cinq mille varioleux.

Je note cette épidémie d'après un observateur étranger à la médecine.

Dysenteries épidémiques.

M. Cally, médecin à Bellesme, et M. Vétillard-du-Ribet, exerçant au Mans, ont donné la description d'une dyssenterie épidémique très-grave qui régna en 1769 à Mamers et dans les environs. Ils la distinguèrent en simple et en putride. Selon les symptômes et le traitement elle était accompagnée d'embarras gastrique (comme le plus grand nombre des maladies), et fut remarquable par un hoquet avec douleurs violentes, suivies de gangrène chez beaucoup de personnes.

L'auteur du mémoire a rangé au nombre des causes essentielles de cette dyssenterie l'intempérie soutenue de la saison, les aliments d'une mauvaise qualité, sur-tout le pain qui fut fait cette année-là avec du blé gâté.

En 1779 M. Vétillard-du-Ribet a publié l'histoire d'une dyssenterie épidémique très-contagieuse, qui s'annonça à Tuffé près la Ferté-Bernard et au Grand-Lucé; elle fit plus de ravages que la précédente. Un grand nombre de ceux qui la contractèrent ressentirent des douleurs fort vives dans le bas-ventre, souvent annoncées par le vomissement, terminées par la gangrène et la mort. En retraçant les causes de cette épidémie, M. Vétillard signale sur-tout les brouillards épais et fétides qui régnèrent assez long-temps, la présence d'une quantité énorme de fourmis ailées [56]. Une autre cause que ce médecin aurait dû désigner peut-être exclusivement, eût été le retour des moissonneurs qui apportèrent de Beauce cette dyssenterie, ainsi qu'il le dit, page 56 de son mémoire.

On désirerait qu'il eût noté les crises, les solutions de cette maladie, tracé quelques histoires particulières dans leur état de simplicité ou de complication, et qu'il eût également rendu compte de la convalescence.

Péripneumonie épidémique.

DANS les paroisses du Luard, Lavarey et Saint-Maixent régna une péripneumonie

[56] Bâcon disait de rechercher les causes d'une épidémie moins dans l'état présent de l'atmosphère que dans celui qui l'a précédé.

épidémique pendant les mois de février, mars et avril de 1778; elle se compliqua d'adynamie et d'ataxie; les causes en sont restées ignorées. M. Mallet, médecin au Mans, fut appelé pour en arrêter les ravages: à peu près cent cinquante personnes avaient éprouvé cette maladie, soixante-seize moururent avant son arrivée; plus de cent autres habitants en furent atteints. M. Mallet ne perdit que douze ou treize malades au plus.

Epidémie qui a régné au Mans en 1793 *et* 1794 *à la suite du passage des Vendeens.*

Au nombre des plus grandes calamités de la révolution se trouve la guerre de la Vendée, effet déplorable des factions qui déchiraient le corps social!.. Les Vendéens, forts de trente mille combattants environ, et suivis d'une multitude de tout rang, de tout sexe, de tout âge, après diverses excursions dans la Bretagne, l'Anjou, le Maine, furent enfin poussés sur le Mans, où leur perte semblait assurée. L'intempérie de la saison, des marches forcées, des veilles continuelles, le manque de vêtemens et de vivres, la terreur, etc., devinrent les causes de maladies cruelles et destructives.

D'abord, une dyssenterie compliquée d'adynamie se fit remarquer plus particulièrement parmi les Vendéens, qui la communiquèrent partout où ils passèrent. Dès les premiers jours de la maladie les symptômes s'aggravaient jusqu'a la fin du troisième septénaire. Des sujets fortement constitués résistèrent au danger, mais leur convalescence fut très-longue : d'autres moins robustes éprouvèrent une lienterie à laquelle ils ont succombé, après avoir passé par tous les degrés du marasme le plus hideux.

A cette épidémie en succéda une autre qui offrit le caractère de la fièvre des prisons, des hôpitaux, décrite par Huxam, Pringle, Rouppe, etc.; elle fut effrayante à son invasion, et affecta un très-grand nombre d'habitants des lieux où séjourna l'armée vendéenne. La plupart de ceux qui l'éprouvèrent périrent le troisième ou le quatrième jour. Les accidents devenus moins subits, la maladie fut mieux observée, et traitée sans doute avec plus de succès. Les convalescences furent longues et souvent marquées par des rechutes graves.

Cette épidémie, fort désastreuse dans le principe sur-tout, dura quatre ou cinq mois. Parmi les causes d'insalubrité se trouvent une fétidité repoussante, entretenue par les excrémens dont les rues et les maisons étaient remplies; un grand nombre de cadavres jettés dans la rivière, dans les puits; les dépouilles des morts qui servirent de vêtements à des gens du peuple, excités par une coupable cupidité.

M. Leboucher, chirurgien à la Flèche, doit publier un mémoire détaillé sur cette épidémie.

Scarlatine épidémique.

A la suite d'une température chaude et humide se déclara dans cette contrée, vers le mois d'octobre de 1802 une scarlatine très-contagieuse, particulièrement chez les enfants et les personnes faibles des deux sexes, jusqu'à l'âge de dix-huit à vingt ans; elle fut dangereuse pendant les deux premiers septénaires, et devint ensuite beaucoup moins intense. La plupart de ceux qui s'exposèrent trop tôt au contact de l'air extérieur dans leur convalescence éprouvèrent subitement des engorgements glanduleux, des infiltrations, ou des épanchements dans les grandes cavités, etc. Les toniques, les scillitiques, furent donnés avec avantage. Beaucoup d'enfants restés sans secours, ou déjà débilités par des causes quelconques, tombèrent dans la cachexie et le marasme, ou furent atteints de fièvres intermittentes gastriques, d'affections de poitrine.

Cet article est extrait d'un mémoire communiqué à la Société des Arts, séante au Mans, par M. Mallet, médecin.

Coliques.

Une maladie très-analogue à celle qu'ont décrite Huxam, Dehaën, Stall, etc. (la colique de plomb), a été observée vers le commencement de 1805 chez plusieurs habitants de la rue Saint-Jean de cette ville, où elle se propagea pendant deux ans environ.

M. Leroy, pharmacien, en a scrupuleusement recherché la cause, et la rapporte à l'action délétère de l'oxide de plomb demi-vitreux (litharge), qu'un tonnelier, mort victime de son procédé, mêlait au vin des cabaretiers, pour en détruire le goût acerbe [57].

Plusieurs personnes ont succombé aux progrès de cette maladie ; les rechutes furent fréquentes, très-pénibles, les convalescences douloureuses et interminables. La seule crise observée fut une diarrhée qui termina toujours les accidents ; les sueurs, même copieuses, ne furent suivies que d'un calme éphémère. Quelques uns de ceux qui se sont rétablis ressentent encore de la débilité dans les membres.

L'ouverture des cadavres a présenté à peu près les mêmes résultats : constriction des intestins, quelques portions recélant un liquide mucoso-bilieux, des matières

---

[57] On frelate les vins en y ajoutant de l'eau-de-vie, du poiré, des substances colorantes, des terres, des alkalis et de la litharge. De toutes ces falsifications la dernière est la plus dangereuse ; on la reconnaît en versant dans le vin quelques gouttes d'une solution de sulfure de potasse (foie de soufre) : ce mélange se trouble aussitôt, devient noir, et donne un précipité de même couleur.

noirâtres et dures accumulées ; la vésicule du fiel distendue par une bile brunâtre ; les épiploons flétris, aucune lésion apparente des organes pectoraux : le crâne n'a point été ouvert.

Quelle serait la dénomination la plus convenable à cette maladie ? Celle de *colique, ileus* ne donne-t-elle pas l'idée d'une affection idiopathique ou du colon ou de l'iléon ; l'autopsie cadavérique ne l'a point fait connaître : tout annonçait un éréthisme considérable dans l'appareil digestif, sans que l'on pût déterminer quelle était la partie spécialement lésée [58].

Les légères altérations remarquées dans l'abdomen paraissaient consécutives et subordonnées aux progrès de cette maladie. La dénomination d'*entéralgie*, donnée par le docteur Luzuriaga à une affection analogue, sans être produite par les mêmes

[58] . . . *Sed quia non adeò facile, ut multi putant, dolores internoscere utriusque intestini, nec quod consequitur per animadversa in œgris signa satis luculente hujusmodi observationes dividere.* J. B. MORGAGNI, de sedibus et causis morborum, epist. anatom. med. 34, t. 2.

causes, semblerait être plus exacte [59.]

Quelques praticiens du Mans ont soigneusement observé cette maladie, entr'autres M. Drouard, médecin, qui en a décrit les caractères distinctifs après l'ouverture des cadavres.

Ophtalmie épidémique.

Quelques jours sereins succédèrent à la température alternativement humide et froide de la fin de janvier 1808. En général l'état de la saison se rapprocha beaucoup de l'automne. Un grand nombre de personnes fut atteint d'une ophtalmie qui affectait d'abord un seul œil, et se communiquait à l'autre plus ou moins promptement. Les paupières étaient infiltrées; un picotement comparé à l'irritation causée par la présence d'un grain de sable entre la paupière et le globe de l'œil, était accompagné de larmes très-âcres.

Cette ophtalmie, appelée trivialement

---

[59] *Dissertatio medica sobre el colico de Madrid inserta en las memorias de la real academia de Madrid, etc. 1796.*

cocotte, régna pendant le premier trimestre de 1808 ; elle fut légère et peu durable chez les uns, longue et opiniâtre chez les autres. Les vieillards et les enfants n'en furent point atteints. Dans ses progrès et son déclin la rougeur de la conjonctive fut peu considérable.

Des solutions d'opium, d'acétate de plomb, de camphre, furent avantageusement employées; les collyres adoucissants, même dans le principe, ont été souvent nuisibles ou sans effet.

TITRE II.

Maladies prédominantes.

En s'élevant à la connaissance des causes d'où dérivent les maladies qui règnent dans cette contrée, l'on n'en remarque pas d'endémiques, et depuis plusieurs années les épidémies y sont rares; mais l'on y observe des maladies prédominantes, telles que certaines fièvres primitives, des phlegmasies qui ont leur siège sur différents appareils, des lésions diverses dépendantes de la menstruation, la phtisie pulmonaire, etc. Ces mêmes maladies doivent être remarquées dans les contrées analogues à celles où j'ai commencé ces recherches. « La nature est toujours constante et universelle, dit Leclerc dans son Histoire naturelle de l'homme malade; comparez les ouvrages de tous ceux qui ont bien écrit sur les maladies des différents peuples, vous verrez que par-tout l'identité des causes produit l'identité d'accidents, et que si l'on observe dans certains climats des maladies qui leur soient propres l'influence du sol, la manière de vivre des habitants, sont les seules causes qui font varier ses opérations. »

Fièvres gastriques (bilieuses).

L'INFLUENCE contraire des saisons, les aliments d'une mauvaise qualité, certains excès, paraissent causer ordinairement cette fièvre, dont le type le plus fréquent est tierce ou double-tierce : elle atteint plus spécialement les adultes, et devient opiniâtre, lorsqu'elle se déclare en automne ou en hiver. La profusion de remèdes, le mauvais choix des fébrifuges, leur emploi à contre-temps, la rendent plus rebelle : il en est de même de l'abus des purgatifs. « Les notions les plus vulgaires, dit M. » Pinel, et qui sont à la portée des gardes- » malades, ont fait attribuer tous les symp- » tômes de cette fièvre à une surcharge des » premières voies, qu'il ne s'agit que d'ex- » pulser, en alternant de deux jours l'un » des purgatifs dans le cours de la maladie.

» Cependant l'expérience apprend que, » quand le malade ne succombe point, sa » convalescence est très-pénible, ou qu'il » éprouve des affections chroniques fort » graves. » Si quelquefois un vomitif ou un éméto-cathartique terminent ces fièvres dans le principe, souvent aussi, quoique administrés avec précaution, ils exaltent les accès ou les rapprochent.

Une substance métallique, l'arsénic, employée contre les fièvres gastriques intermittentes, depuis la fin du dix-septième siècle, a été pour ainsi dire aussi-tôt abandonnée que connue dans ce département. Aucun remède n'arrête peut-être plus promptement les accès, mais ce n'est point une guérison dans le vrai sens du mot [60], puisque peu de temps après l'usage de l'arséniate de soude, il survient ou des obstructions, ou l'hydropisie, ou le marasme, ou la phtisie, etc.

L'arsenic fut employé en Allemagne il y a plus de cent ans; les pernicieux effets qui en résultèrent le firent bientôt pros-

[60] Voir le tome 41, page 117, du Journal général de Médecine, Chirurgie, etc., par le D. Sédillot.

crire : il en fut de même en Angleterre. Le docteur Brugnatelli vient de citer des accidents des plus dangereux, occasionnés en Italie par ce remède. « Quelques malades, dit-il, périrent dès les premières doses, d'autres guérirent de la fièvre, mais aussitôt ils éprouvèrent les funestes effets de l'empoisonnement, tombèrent dans un état de consomption, et moururent en peu de mois. »

Fièvres muqueuses (pituiteuses).

C'est sous le type quarte que paraît plus communément la fièvre muqueuse, dont les causes les plus ordinaires sont une température froide et humide, une mauvaise nourriture, des écarts de régime.

La longue durée de la fièvre quarte, surtout quand elle se déclare en automne ; l'inefficacité des moyens ordinaires, réveillent sans cesse l'audace des charlatans, dont la pratique insensée et meurtrière est toujours un nouveau sujet d'admiration et de confiance pour beaucoup de gens qui ignorent que ces fièvres terminent des affections chroniques les plus rébelles aux res-

sources multipliées de la médecine. « Les
» maladies ne sont point un mécanisme
» dont on puisse saisir le jeu et les ressorts
» les plus cachés, a dit l'auteur de la No-
» sographie philosophique, comme s'il était
» toujours facile d'entraver ou de suspen-
» dre son cours. »

Variole (petite vérole).

De toutes les phlegmasies cutanées, la variole est encore une des plus fréquentes dans plusieurs cantons du Maine, où elle règne souvent d'une manière épidémique. Malgré toute la sollicitude du gouvernement et les efforts multipliés des médecins pour propager la vaccine, son préservatif, chaque année la variole cause de nouveaux malheurs. Le danger le plus imminent, les nombreuses infirmités qui sont les suites de cette maladie, la mort même, ne peuvent rien contre la prévention et l'ignorance, dont les insinuations les plus mensongères sont toujours opposées à l'expérience la plus positive, la plus concluante, pour déprimer cette inappréciable découverte, confondant même la varicelle, ou petite vérole volante, avec la variole, afin de persuader que la vaccine n'est qu'un préservatif illusoire. Quelles ridicules déclamations n'a pas excité, vers le milieu du dix-huitième siècle, l'inoculation de la variole? Il semble que tout ce qui tient à l'avantage de l'espèce humaine soit réservé pour les plus fortes contradictions.

Le préjugé accrédite sans cesse parmi nous la nécessité de faire prendre des boissons sudorifiques, et d'élever la température de la chambre des malades, afin de favoriser la sortie des pustules. On prévoit tout le danger d'un semblable traitement... Les objections les plus convaincantes échouent toujours contre l'ascendant du *commérage.*

Au mois d'octobre 1810 un étudiant en droit, âgé de vingt-cinq ans, d'une bonne constitution, fut atteint de la variole; l'éruption eut lieu le quatrième jour, et parut terminée le cinquième. Tous les symptômes s'annonçaient avec calme, lorsqu'un jeune élève en médecine s'avisa de conseiller un lavement purgatif pour faire cesser une constipation qui incommodait peu le malade. Des évacuati ns abondantes avec coliques en furent la suite, l'éruption disparut, et des douleurs pongitives se firent sentir dans la poitrine, avec dyspnée, crachement de sang, etc. Ce jeune homme succomba en peu de jours à une péripneumonie [63].

Rougeole.

L'AUTOMNE paraît favoriser le développement épidémique de la rougeole. En 1807 un grand nombre d'adultes en fut atteint; la plupart éprouvèrent à son début un état de somnolence suivi d'hémorragie nasale ou de vomissement; l'éruption eut lieu du troisième au quatrième jour. En général la fièvre fut violente, et vers le déclin de la maladie survint une irritation considérable de poitrine; des malades se plaignirent d'otalgie, quelquefois accompagnée d'une abondante suppuration.

Exciter l'éruption, même dans son état de simplicité, par des boissons diaphorétiques, est encore une pratique accréditée chez le peuple; il ignore que la nature se suffit dans cette affection comme dans

---

[61] Extrait de la thèse du médecin Lefebvre, de la Sarthe.

beaucoup d'autres, et que ces sortes de médicaments sont toujours nuisibles en augmentant l'irritation et aggravant les symptômes. Il n'est pas rare de voir des infiltrations, des maladies de poitrine, etc., être la suite du défaut de soins, ou du contact d'un air frais lors de la desquammation.

Pleurésie.

CETTE phlegmasie des membranes séreuses est plus rare dans la ville que dans les campagnes ; beaucoup de journaliers ayant chaud s'exposent à un air frais, ou boivent de l'eau très-froide, sur-tout aux fanaisons et à la moisson.

Il serait superflu de répéter que le traitement de cette maladie rentre aussi dans le domaine du charlatanisme, et que les accidents les plus fâcheux sont trop souvent les suites de moyens perturbateurs employés contre l'avis de praticiens éclairés.

Au mois d'avril 1804 je donnai mes soins à un jeune homme atteint d'une pleurésie causée par l'impression d'un air froid, après une course violente; les progrès de la maladie furent très-subits, et caractérisés par des symptômes menaçants que ne put calmer un traitement dirigé avec soin. A cet état d'exacerbation succèda une débilité considérable; le sixième jour, diminution de la douleur latérale, pouls petit et déprimé, suppination et délire, froid des membres suivi de prostration extrême et de nullité des sens. L'inefficacité des moyens employés en nécessitaient de plus puissants. Je proposai l'application du moxa : refus et injures de la part de ceux qui entouraient le malade. Même opposition lorsque je voulus employer l'eau bouillante ; j'insistai, et malgré toute résistance j'en versai sur les parties en rapport avec l'organe affecté. A peine quelques minutes furent-elles écoulées, que le malade put reconnaître ceux qui étaient auprès de lui, et exécuter de légers mouvements.

Cette pleurésie se termina par voie de solution vers la fin du second septénaire, et le jeune homme reprit ses occupations habituelles après une longue et pénible convalescence.

Rhumatisme.

AUCUNE affection n'offre peut-être plus d'anomalies que celle des tissus musculaire, fibreux et synovial. Le rhumatisme musculaire semble moins fréquent dans la ville que dans les environs.

Si l'humidité des habitations et le passage subit du chaud au froid sont les causes générales de cette maladie, ne doit-on pas ranger au nombre des causes particulières ces modes fantasques et nuisibles que l'on remarque dans les vêtements des femmes depuis quelques années ?..

Quelle décourageante incertitude pour les personnes étrangères à l'art de guérir, quand la douleur qu'ils croient rhumatismale appartient à une autre affection; lorsqu'elle est consécutive, sympathique, dépendante de la goutte ou des névralgies [62] ! Et à quels dangers ne sont point exposés les malades qui deviennent le sujet de ces méprises ! Un habitant de la campagne mourut d'un ulcère à l'articulation

[62] Maladies savamment caractérisées par M. CHAUSSIER, professeur à l'école de médecine.

du genou, qui fut produit par des applications irritantes contre un rhumatisme que l'on supposait dans cette partie.

Angine tonsillaire.

Les vicissitudes de l'automne et de l'hiver, le refroidissement du cou et des pieds, sont les causes ordinaires de cet engorgement inflammatoire des glandes tonsillaires et du voile du palais, auquel les jeunes gens et les tempéraments sanguins sont le plus exposés.

Cette angine, fréquemment entretenue par l'embarras de l'estomac, cède assez promptement à un vomitif, moyen ignoré du peuple, et presque toujours remplacé par des topiques ou irritants ou adoucissants à la partie antérieure du cou, et par des gargarismes qui ne tendent qu'à aggraver le mal. J'ai vu occasionner l'induration des tonsilles par des gargarismes acerbes.

Catarrhe pulmonaire.

Les causes les plus fréquentes du catarrhe pulmonaire dans la ville et les cantons qui l'avoisinent, sont le froid humide, les transitions des vents du sud au nord. La direction du bassin de la Sarthe relativement à la position du Mans, doit renforcer cette dernière cause.

On remarque souvent chez les personnes faibles, ou d'un âge avancé, atteintes de catarrhe, des symptômes qui le rapprochent de la péripneumonie, et le compliquent quelquefois d'affection spasmodique ou d'adynamie.

Une erreur particulière à ceux qui sont étrangers à la médecine, c'est de confondre le catarrhe pulmonaire avec la toux gastrique, lorsque cette première maladie est compliquée d'embarras stomacal. On conçoit quels en sont les inconvénients, lorsque l'on insiste trop sur les remèdes atoniques.

Le catarrhe a été fréquemment épidémique dans le Maine; outre les dates indiquées plus haut, il s'y multiplia en 1774, 1780 et 1802.

Catarrhe intestinal.

Sous ce titre se trouvent la diarrhée et la dyssenterie, espèces du même genre, que l'on remarque plus fréquemment dans les campagnes que dans la ville. Les pluies abondantes de l'automne, le passage du froid à une température élevée, les travaux pénibles de l'été, de mauvais aliments, etc., déterminent, selon les dispositions individuelles et l'intensité des causes, l'une ou l'autre de ces affections. Il est rare qu'elles ne soient pas troublées dans leur période d'irritation par des aliments et des remèdes excitants. C'est presque toujours après avoir exaspéré les symptômes, ou occasionné quelque complication grave, que l'on réclame les secours du médecin.

Leucorrhée (flueurs blanches).

La vie active et sobre des femmes de la campagne les préserve de cette affection si commune au Mans, soit par les suites d'une éducation vicieuse, soit par l'influence d'une complexion faible.

Le diagnostic de ce flux est très-occulte quand il se confond ou avec la blénorragie ou avec des écoulements symptomatiques de virus quelconques.

Certaines femmes, retenues par une

pudeur mal dirigée, attendent que cette maladie soit devenue chronique, et ne consultent qu'après avoir essayé une foule de recettes ou superflues ou contraires.

En 1805 deux femmes de la ville succombèrent à l'ulcération des organes sexuels par suite de leucorrhée. Une d'elles, traitée comme vénérienne, prit à fortes doses du muriate sur-oxigéné de mercure (sublimé corrisif). Si ce traitement fut nuisible à la santé, il ne le fut pas moins à sa réputation par les soupçons outrageants auxquels il donna lieu.

Maladies relatives à la menstruation.

Les accidens qui surviennent à certaines femmes lors de la première menstruation, et quand elle arrive à son déclin, ne sont pas les seuls attachés à cette fonction; une multitude de causes la troublent encore, soit en augmentant, diminuant, déviant ou supprimant ce flux périodique. Rien de moins certain que l'éthiologie de ces différentes anomalies, lorsqu'elles proviennent d'affections de l'ame, ou de certaines habitudes nuisibles... C'est alors qu'il faut s'attendre à la dissimulation, même au désaveu le plus formel de celles qui réclament les soins du médecin. Que pouvoir opposer, par exemple, à l'usage destructif de certaines jouissances solitaires, ou au désir impérieux de l'union conjugale, lorsqu'il ne peut être exprimé, ou qu'il trouve dans la volonté de parents inflexibles une résistance insurmontable ? . .

Les désordres de la menstruation semblent se multiplier davantage parmi les célibataires ; ils le sont beaucoup moins dans les campagnes où la plupart des femmes ont conservé la pureté de leurs mœurs : l'excès de travail, la frayeur, l'immersion dans l'eau froide, y sont pour ainsi dire les seules causes du dérangement des règles.

Le terme de la menstruation est souvent pour les femmes de la ville l'époque des plus grands maux, sur-tout pour celles qui ont contrarié le vœu de la nature. Les maladies qui les affligent, sont des rhumatismes errants, l'hypocondrie, l'érysipèle, la leucorrhée, des hémorragies utérines qui correspondent au temps des règles ; ou bien un flux hémorroïdal, sorte d'évacuation supplémentaire dont le retour est quelquefois favorable à celles qui étaient abondamment réglées; ou des affections nerveuses très-variées, simulant les lésions les plus anomales.

Fothergil, savant praticien de Londres, qui a donné aux femmes des conseils sur les suites fâcheuses de leur temps critique, s'élève contre l'abus qu'elles font des médicaments, soit pour des incommodités éphémères, soit pour se préserver d'accidents qui ne doivent point avoir lieu. Puisse la voix de cet homme célèbre se faire entendre dans nos contrées !

Les mêmes substances, telles que le safran, des préparations aloétiques, ferrugineuses, etc., employées pour exciter la menstruation languissante, sont celles que prennent la plupart des femmes, lors de la terminaison naturelle de cette fonction. Ne serait-il pas tout aussi déraisonnable de vouloir provoquer les règles avant la puberté? La prévention d'un grand nombre de femmes pour ces remèdes est entretenue par le soulagement momentané qu'elles en éprouvent; faisant alors peu d'attention aux incommodités qui surviennent, elles les rapportent à des causes étrangères à l'âge critique, et les maux toujours dangereux qui résultent de cette excitation habituelle, sont gratuitement attribués ou à des vices héréditaires, ou à quelques causes purement idéales.

La dernière période menstruelle m'a paru fort irrégulière chez les femmes de la ville; tantôt cette fonction cesse sans retour avant quarante ans; d'autrefois elle se prolonge au-delà de cinquante, et après quelques mois d'interruption surviennent de nouvelles évacuations plus ou moins copieuses et irrégulières, qui continuent au delà de soixante ans.

Phthisie pulmonaire.

Doit-on rechercher les causes de cette affreuse maladie dans les ravages du virus scrophuleux, dans les funestes effets de l'intempérance, ou dans la vicissitude des saisons, ou bien dans la situation de certains lieux accessibles à tous les vents? On sait que la phthisie pulmonaire est très-commune dans les climats tempérés, partout où l'atmosphère présente de grandes variations. *Duo ferè trientes quos eorum morbi chronici jugulant.* SYDENHAM, Opera medica, t. 1.

Quelquefois l'absence des symptômes qui semblent exclusifs à la phthisie pulmonaire la rendent méconnaissable dans le principe. Chez quelques malades elle s'annonce brusquement, et se termine en peu de temps par la mort : chez d'autres son invasion et ses progrès sont fort lents; les symptômes diminuent par intervalle, et les malades paraissent recouvrer la santé; mais bientôt une rechute cruelle, occasionnée par la plus légère cause, réveille tous les accidents d'une manière effrayante, et n'a d'autre terme que la mort.

Les phthisies tuberculeuse, ulcéreuse, très-fréquentes au Mans, présentent des particularités assez notables; tels malades dont les poumons recélaient d'énormes ulcères, n'ont éprouvés ni toux [63], ni

[63] Des nosologistes ont remarqué que la phthisie existait sans toux, ce qui a été vérifié par l'ouverture des cadavres, dans lesquels ils ont trouvé des foyers considérables de suppuration.

« De temps en temps, dit le docteur Beaumes, l'on observe de vraies pulmonies sans appareil phthi-

expectoration, rapportant à des parties éloignées du thorax celles dont ils étaient affectés, ainsi que nous l'avons vérifié chez deux sujets en 1804 et 1809. Ces exceptions pourraient rendre le diagnostic fort incertain et occasionner des erreurs graves, si l'on négligeait de remonter à la nature des causes, et aux signes essentiellement caractéristiques de cette maladie, pour ne pas la confondre avec certaines hectiques, avec des affections hydiopatiques du cœur, quand, par la lésion de l'organe pulmonaire et l'obstacle qu'il oppose à la circulation, le ventricule droit et son oreillette se trouvent dilatés, amincis, ce qui occasionne de très-fortes palpitations, comme l'ont remarqué quelques médecins.

Les légères incommodités qui existent quelquefois dans le principe de la phthisie, leur marche lente, l'espoir de guérison, éloignent assez souvent les malades du

---

que. Massa, Rhodius, Houlier, etc., ont vu l'ulcère de la poitrine dévorer la substance du poumon, et le malade mourir dans l'émaciation la plus complète sans avoir éprouvé de toux, d'hémophthisie, ni de crachement de pus. »

soin de leur santé, ou s'ils s'en occupent, c'est pour en détruire les restes par des formules dont on exalte au hasard les effets supposés merveilleux. Ne semblerait-il pas que l'exercice de la médecine fût à la portée de tout le monde, depuis que l'on propage autant les traités de médecine populaire ? La fausse application des préceptes qu'ils renferment, la terreur qu'ils impriment aux personnes crédules dont ils ébranlent si cruellement l'imagination, devraient les faire prohiber à jamais. Adresser au peuple des ouvrages de médecine, c'est mettre un glaive dans les mains d'un enfant. Ne conviendrait-il pas mieux de l'éclairer sur les moyens de conserver sa santé, et de le prémunir contre le charlatanisme qui prend partout une attitude si audacieuse ?

Ulcères.

S'il faut en croire certains chirurgiens du département, les plaies, les ulcères des jambes acquièrent au Mans un caractère particulier d'atonie qui en rend la cure longue et difficile, tandis que ceux de la tête y sont plus aisés à guérir, toutes choses égales d'ailleurs. A-t-on fait cet examen sans prévention, et dans des circonstances analogues? Veut-on parler de maux de jambes provenant de causes internes ou locales, compliqués de varices, ou d'ulcères survenus à des personnes qui travaillent debout, à celles qui se livrent à des marches forcées, ou qui séjournent dans des lieux humides, etc.? Fait-on exception des malades qui continuent de rester dans des positions contraires à leur guérison, soit par un traitement mal dirigé, soit par des habitudes nuisibles? Il est évident que ceux-là ayant les mêmes plaies à la tête, en seraient plutôt guéris; l'affection de tels organes, de telles parties étant toujours subordonnée à leur situation, leur structure, leurs usages, sauf certains accidents qui peuvent la rendre plus ou moins intense.

D'après la remarque de M. Legoux, chirurgien de l'hôpital, les ulcères atteignent plus particulièrement la classe du pauvre dans cette ville; ils affectent sur-tout les jambes, et sont presque toujours variqueux; la guérison en est assez prompte.

J'ai appliqué avec succès le charbon en

poudre sur des ulcères de causes externes qui avaient résisté depuis long-temps à différents topiques. Cette même substance, employée contre des ulcères scrophuleux, a paru également favorable.

Panaris. L'inflammation phlegmoneuse des doigts est fréquente parmi les manouvriers, les artisans; elle provient ordinairement de causes externes, telles que la piqûre, la compression des doigts. Le panaris affecte ou le périoste, ou la gaîne du tendon, ou le tissu cellulaire, selon la gravité de la cause ou la disposition de l'individu. Chacun croyant posséder un onguent, un spécifique contre ce mal, le chirurgien n'est consulté que quand l'ulcère a fait des ravages de nature à nécessiter l'amputation.

Angelures. Cette ulcération prurigineuse, circonscrite des doigts et des talons, plus particulière aux enfants et aux jeunes gens, est très-commune en hiver. S'il ne survient qu'une légère phlogose, l'angelure se termine en peu de temps; si au contraire l'inflammation augmente, la partie s'ulcère plus ou moins profondément. Quelle profusion de topiques inutilement employés, soit avant l'ulcération, soit après qu'elle est formée! Personne n'ignore que le moyen le plus sûr de s'en préserver est d'éviter le passage subit du chaud au froid, d'avoir soin de se laver souvent avec l'eau froide, dans laquelle on peut étendre de l'acide muriatique, ou faire dissoudre du sulfate d'alumine.

TITRE III.

Maladies devenues plus fréquentes.

Après avoir noté les maladies prédominantes en général, un nouveau sujet de recherches paraît devoir se lier au titre précédent, et comprendre les affections que l'on observe plus fréquemment depuis plusieurs années, soit dans la ville, soit dans les campagnes. Les maladies inflammatoires devenues plus rares et moins intenses, semblent être remplacées par celles des membranes muqueuses, ce qui paraîtrait justifier dans quelques cas la pratique des médecins à qui l'on a reproché d'avoir préconisé la saignée.

Fièvres adynamiques (putrides).

Ceux qui s'élèvent avec le plus de force contre le néologisme, peuvent-ils contester les dangereux effets en médecine de l'application vicieuse des mots? Quelle fausse direction n'ont pas donnée aux méthodes curatives les dénominations erronées de certaines maladies ? Celle de fièvre putride en offre l'exemple : des personnes peu expérimentées n'y voyant qu'un caractère de putréfaction, sans doute à cause de la fétidité des déjections, prescrivent d'après cela tout ce qui peut augmenter la débilité, saignées, purgatifs, vésicatoires dont l'on entretient la suppuration, etc.

Ces fièvres, rarement primitives dans cette contrée, sont souvent produites soit par des remèdes perturbateurs, soit par l'intensité de la période d'irritation des fièvres inflammatoires ou gastriques, soit par la trop longue durée de leur type continu.

Plusieurs fois ces fièvres se sont développées spontanément dans les anciennes prisons de cette ville, et y ont été très-meurtrières.

Fièvres ataxiques (malignes).

Est-il des maladies plus funestes que ces fièvres, et qui soient caractérisées par une aussi constante anomalie de symptômes [64]? Il n'est pas non plus d'affections aussi dangereuses qui puissent trouver des moyens également efficaces de guérison, et assurer ainsi le triomphe de la médecine. Ces secours puissants étaient ignorés avant les précieuses recherches de Morton et autres, continuées avec tant de succès par le docteur Alibert, qui en a fait le sujet d'une monographie fort estimée.

Vers la fin de 1806 les fièvres ataxiques furent très-multipliées dans différents cantons du département, chez les hommes surtout; elles se montrèrent sous le type tierce et double-tierce; il y en eut quelques-unes de continues. Dans le même temps j'observai la fièvre soporeuse des vieillards, et la fièvre cérébrale dont fut atteint un homme de cinquante-un ans, affaibli par des veilles et des travaux forcés, qui succomba aux progrès de la congestion.

---

[64] « On l'a vue dans plusieurs cas, dit le docteur » Alibert, simuler la pleurésie ou la péripneumonie, » le rhumatisme, des douleurs néphrétiques intolé- » rables, l'épilepsie, des convulsions, la céphalalgie » la plus violente, des gênes considérables dans les » organes de la respiration, et même tous les acci- » dents de l'hydrophobie. »

Que de difficultés pour bien connaître la nature des causes de cette fièvre, lorsqu'elle est sporadique, à moins qu'on ne la rapporte à des chagrins concentrés, à de fortes émotions de l'ame, etc. !

Dartres.

C'est sous les formes furfuracées, pustulo-croûteuses et miliaires, que l'on voit plus ordinairement cette maladie parmi nous; son caractère mobile, ses causes souvent occultes, la difficulté de tenir les malades dans des circonstances favorables à leur guérison, sont toujours un obstacle au succès du traitement.

Que d'exemples à citer de dartres exaspérées par des exutoires ou autres irritations déterminées sur la peau ! . . Si l'on excepte en général la répercussion de dartres sur les organes internes, quel avantage peut-on attendre de ces moyens pour guérir une affection qui a son siège sur le même appareil ? N'est-ce pas souvent ajouter des plaies à celles qui existent déjà ? En vain citera-t-on des guérisons obtenues; les autres remèdes employés en même tems étaient-ils sans effet ? Souvent la nature ne triomphe-t-elle pas à la fois et de la maladie et des médicaments contraires ?

Une dame de cinquante et quelques années éprouva subitement un prurit au bras gauche où elle portait un cautère ; bientôt cette partie se couvrit de dartres pustulo-croûteuses. On lui pratiqua un autre cautère au bras droit ; l'irritation qu'il produisit y occasionna la même éruption avec un prurit violent. Appelé auprès de la malade, je supprimai les cautères, et conseillai les surfures, qui parurent irriter ; j'y substituai les mucilagineux unis aux légers narcotiques : le régime fut scrupuleusement suivi et la guérison assez prompte.

Gale.

Le séjour des troupes dans ce département paraît y avoir propagé cette maladie de la peau qui afflige encore tant de familles, et que le défaut de soins convenables perpétuera long-temps.

Que la gale soit ancienne ou récente ; spontanée ou par contagion ; que ce soit l'hydroa, *pabula sudoris,* ou cet exanthême critique observé à la suite de fièvres, ou tout autre éruption dont les caractères sont peu connus; toujours les mêmes remèdes employés par des gens du peuple contre ces affections si différentes. Quels maux ne causent pas chaque jour l'emploi de topiques répercussifs ou trop irritants, divers oxides métalliques, et tous ces spécifiques tant vantés !

Aliénation mentale.

On sait que des coups, des chutes, accidents communs à tous les pays, peuvent troubler ou détruire les fonctions intellectuelles. Je ne désigne ici que l'aliénation mentale provenant de passions véhémentes ou de causes morales profondes, cette contrée étant située dans un climat peu propre au développement spontané de cette affligeante maladie.

D'après le relevé du registre des hospices du Mans depuis la révolution, le nombre des aliénés y a augmenté d'un cinquième, et on y compte maintenant plus d'hommes que de femmes.

Outre que le régime de cette maison ne

peut convenir au traitement de ces malades, la plupart y sont transférés après avoir été victimes de remèdes contraires à leur situation, et toujours de nature à troubler davantage les fonctions du cerveau et de la vie intérieure; aussi voit-on de ces infortunés tomber dans un état d'idiotisme, de manie incurable, ou succomber, après avoir passé par tous les états de la plus humiliante dégradation.

Suicides. Une sorte de ressemblance dans les causes et le désordre des fonctions intellectuelles paraît rapprocher le suicide des névroses, dont on voit plusieurs exemples dans cette contrée; il diffère essentiellement de celui qui est subordonné aux progrès de la mélancolie; telle est du moins la remarque faite sur ces horribles accidents, causés ou par des revers de fortune, ou par d'autres malheurs les plus accablants.

Paralysie.

La contractilité musculaire, diminuée ou anéantie, présente dans les différents états de lésion des phénomènes entièrement subordonnés à la nature et à l'usage des parties affectées ; de là cette variété de symptômes qui leur sont propres, et ces accidents plus ou moins dangereux qui terminent les paralysies. Inconnues pour ainsi dire dans nos campagnes, elles se multiplient sans cesse dans la ville, atteignent plus souvent les hommes, et paraissent en général avoir des suites plus redoutables pour les femmes.

L'asthénie musculaire est presque toujours symptomatique chez les jeunes gens. Des affections de la peau, la présence des vers, en sont ordinairement les causes les plus ordinaires. En 1805 j'ai soigné un enfant de quatre ans, frappé de paraplégie, qui fut guéri après avoir rendu quelques ascarides lombricoïdes.

L'hémiplégie et cette asthénie bornée aux muscles du visage et à la langue, sont les plus communes au Mans ; elles affectent sur-tout les vieillards, et surviennent assez indistinctement au côté droit ou au gauche.

Un homme affaibli par des jouissances vénériennes fut subitement atteint d'une asthénie au côté gauche, compliquée de catarrhe pulmonaire très-intense pendant les premiers jours. Cette maladie se termina vers la fin du troisième septénaire, et fut suivie d'une fièvre tierce muqueuse, qui cessa au troisième accès, et assura la guérison : exemple heureux des efforts salutaires de la nature dans cette maladie, caractérisée par la lésion simultanée des muscles et des membranes muqueuses.

La plupart de ceux atteints de paralysie croient assurer leur guérison ou par l'usage de médicaments inertes, ou par de fréquents purgatifs, des cautères, des vésicatoires, etc. Si l'on fait exception de certaines maladies de la peau repercutées par une cause quelconque, ou d'affections antérieures entretenues par un virus, quel peut être l'avantage de ces évacuations affaiblissantes, lorsque tout annonce la débilité ? .. « Le traitement de la paralysie, dit » M. Pinel, varie selon les muscles qui en » sont frappés, et la nature des causes qui » l'ont produite ; mais tout indique en » général l'usage des toniques, des sti» mulants. »

Goître.

Cette dénomination peut-elle convenir aux caractères de la maladie que je note ici, et qui paraît particulière aux jeunes filles? Diminution ou augmentation des règles, avec engorgement de la partie antérieure du cou, sur-tout vers le trajet du muscle sterno-cléïdo-mastoïdien, sans changement de couleur à la peau, ni élévation de température; sorte de douleur compressive, plus incommode à l'approche de la menstruation. Cet engorgement est quelquefois très-prononcé d'un seul côté.

Quelle pourrait être l'utilité des résolutifs sur une tumeur dont les progrès semblent exclusivement subordonnés à l'influence des organes sexuels? Chercher à rétablir l'évacuation menstruelle, augmentée ou languissante, devrait être un moyen mieux approprié à cette affection, très-distincte du broncocèle ou goître proprement dit, qui existe dans la thyroïde.

On voit chez quelques hommes un semblable engorgement se développer à l'époque de la puberté.

Cancer.

Les glandes mammaires, certaines parties de la peau, la membrane muqueuse de l'utérus, sont le siège le plus ordinaire du cancer. Les hommes en sont rarement atteints. Plus exposées aux maux qui dérivent de la sensibilité, les femmes paraissent réservées pour des souffrances inouïes, et par une fatalité dont la cause sera peut-être long-temps ignorée, celles qui ont reçu de la nature les avantages de la beauté, sont plus fréquemment victimes de cette affreuse maladie, toujours plus redoutable à la cessation des règles. C'est alors que se développent dans les mamelles des squirres plus ou moins volumineux.

Plusieurs femmes de la ville ou des environs, opérées de cette maladie, ont peu survêcu à l'opération : les unes sont mortes presqu'aussitôt, les autres après avoir traîné pendant quelques années une vie des plus douloureuses.

La négligence des malades lors de la formation du cancer, ou leur empressement à suivre les conseils de personnes enhardies par la crédulité populaire, en accélèrent tellement les ravages, que cette maladie ne doit plus avoir d'autre terme qu'une mort mille fois invoquée au milieu de douleurs inexprimables.

Une fille de 58 ans portait un engorgement au sein depuis plusieurs années (c'était dans un tems où les événements de la révolution l'avaient réduite à implorer la charité de ses concitoyens); elle fit usage de topiques qui déterminèrent une telle ulcération, que la peau, les glandes mammaires et les muscles sous-jacents furent détruits. Les côtes commençaient à se carier lorsque la mort vint l'arracher à des souffrances horribles.

Le praticien étranger à tout esprit de système, et qui se renferme dans les limites d'une observation étayée par l'expérience, n'accorde rien aux conjectures; il étudie les cas où le cancer peut être guéri, et ceux où l'on ne doit faire aucunes tentatives. L'operation est-elle praticable quand le mal provient de causes externes, le sujet exempt d'autres maladies, le cancer isolé sans adhérence sur-tout aux gros vaisseaux, et placé dans une partie où l'on puisse sans danger porter l'instrument? *Illi non fidendum qui venis circumlividis aut pallentibus tumet, nec tentandus medicamentis.* KLEIN., Interpr. Clinic., etc.

Depuis plusieurs années des médecins célèbres d'Angleterre font de nouvelles recherches sur le diagnostic, la nature et le traitement du cancer.

HISTOIRE SOMMAIRE

DE QUELQUES MALADIES.

Un homme âgé de 39 ans fut atteint d'une maladie vénérienne qui se développa vers le quarantième jour. D'abord douleurs légères aux articulations avec sentiment de malaise général, blénorragie suivie de paraphimosis. Peu de jours après parurent quelques ulcérations aux organes génitaux avec engorgement des glandes inguinales; diminution de l'appétit; lassitudes; éloignement de ses travaux ordinaires.

Des lotions avec l'acétate de plomb que fit le malade sur ces bubons lui causèrent des douleurs intolérables, particulièrement dans les grandes articulations; elles furent suivies d'une éruption sur toute la peau de pustules d'un rouge cuivré, circonscrites, proéminentes, peu distantes les unes des autres; quelques-unes très-arrondies; le reste présentant une figure presqu'ovoïde. Ces pustules, moins multipliées aux bras, variaient de quatre à dix lignes de diamètre et occasionnaient des douleurs très-vives ; les amygdales et le voile du palais ulcérés; fièvre continue avec paroxisme le soir.

Dans cet état le malade fit usage d'une boisson amère, de bains aromatiques et de rivière. On conçoit quelle dut être l'exacerbation des symptômes. Certaines préparations de mercure qu'on lui conseilla produisirent une forte superpurgation [65]. Les symptômes offraient un caractère menaçant. L'éruption devenue confluente dans différentes parties du visage et des membres, s'ulcéra sur plusieurs points : une partie du nez, des amygdales et du voile du palais fut entièrement détruite ; quelques hémorragies nasales survinrent par intervalles ; perte totale de l'appétit, insomnie, dégoût de la vie fortement exprimé.

---

[65] Les accidents occasionnés par l'abus du mercure sont fort communs au Mans. J'y ai remarqué le scorbut, la paralysie, le marasme, la phthisie pulmonaire, etc., à la suite du mauvais emploi de cette substance métallique, sur-tout par l'usage de ses préparations salines, du muriate suroxigéné de mercure (sublimé corrosif).

Après deux mois de traitement environ le malade entra en convalescence. Son visage est resté couvert de cicatrices très-enfoncées qui le rendent méconnaissable.

~~~~~~~~~~~~

Une demoiselle douée d'une sensibilité excessive, éprouva dans sa jeunesse quelques contradictions qui devinrent pour elle une source de peines insurmontables; sans ressentir aucune altération notable dans sa santé. Un chagrin subit lui causa une telle émotion, qu'il lui survînt tout-à-coup sur la peau des taches noirâtres, irrégulières, et variant, dans leur plus grand diamètre, de six lignes à quatre pouces environ. Au centre de ces taches en était une autre moins foncée, ayant à peu près la figure d'un petit segment de cercle. Une minute au plus a toujours suffi pour développer cet exanthême: quand les causes en prolongeaient la durée, la digestion devenait plus laborieuse avec débilité générale, accompagnée de légers symptômes spasmodiques.

Dans le principe ces taches parurent
~~~~~~~~~~~~

aux cuisses, puis aux jambes : elles disparaissaient sans laisser aucune trace visible lorsque la sérénité renaissait, conservant néanmoins une couleur brunâtre, mélangée de jaune, qui ne s'effaçait entièrement que deux ou trois heures après.

Cette affection prouve que les passions ne bornent pas leur influence à la vie organique ou intérieure ; qu'elles agissent aussi sur la peau, quoique d'une manière secondaire, puisque leur première impression s'exerce sur le centre épigastrique, qui, par une irradiation sympathique, réagit sur telles parties dépendantes de la vie animale ou extérieure.

Une fille née de père et mère dont la santé est détériorée depuis long-temps par des excès et le virus psorique, fut atteinte peu de jours après sa naissance d'une éruption vers la nuque, qui couvrit assez promptement le cuir chevelu. Elle y fut stationnaire pendant quelques mois, s'étendit ensuite aux bras, au tronc et aux parties inférieures. Des granulations multipliées, très-proéminentes, roussâtres, sèches, accompagnées de prurit fort douloureux et de desquammation des croûtes les plus saillantes, constituaient le caractère de cette éruption assez analogue à la teigne granulée. Elle couvrit progressivement toute la peau, une portion du visage et des mains exceptée : son épaisseur sur le corps était d'un pouce au moins ; elle excédait les pariétaux de deux pouces environ : rien de plus hideux que l'aspect de cette maladie. Cette fille succomba à six ans et demi, dévorée par un prurit extrême, un appétit vorace, et consumée par la fièvre hectique.

Aucuns remèdes n'ont été administrés à cet enfant. Sa mère assure avoir toujours porté, étant enceinte, une pustule au-dessus du pubis, semblable à celles que sa fille avait à la peau ; elle paraissait dès les premiers jours de la grossesse, et disparaissait peu de temps après l'accouchement.

Une femme âgée de quarante ans, née de parents d'une faible complexion, n'éprouva dans son enfance d'autres maladies qu'une variole simple, et quelques fièvres éphémères. Elle se maria à vingt-neuf ans; sa première couche fut très-pénible: elle nourrit son enfant pendant deux ans, sans lui donner autre chose que son lait, dont la secrétion était des plus abondantes. La seconde couche fut heureuse, et cette femme allaita encore pendant trois années, toujours sans faire prendre d'autre nourriture à son enfant. Elle se plaignit alors d'une débilité générale, de difficulté à digérer, etc. Une troisième couche très-facile n'interrompit l'allaitement que fort peu de jours; la secrétion du lait devint si considérable, qu'elle allaita ses deux enfants à la fois pendant cinq mois. Le dernier n'eut aussi d'autre aliment que le lait de sa mère durant trois ans et demi, encore était-il plus que suffisant, puisqu'elle engageait souvent son mari à la téter. Son appétit devint excessif et ses digestions très-laborieuses. Des douleurs lancinantes continues se firent sentir dans le bras gauche. Suppression des règles; morosité; sommeil presque nul, ou troublé par des songes tristes.

La débilité augmentant chaque jour, le

sévrage eut lieu. Les deux mois suivants le flux menstruel reparut un peu, et la malade éprouva de fréquents vertiges avec anorexie, anxiété intestinale, douleurs déchirantes des cuisses et des jambes, qui furent bientôt accompagnées d'engorgemens aux grandes articulations des membres abdominaux. Peu de temps ensuite les membres thorachiques se tuméfièrent; les douleurs alors étaient intolérables. Progrès de la fièvre lente et des autres symptômes pendant sept mois environ.

La malade consulta un chirurgien qui lui fit six saignées au bras dans un mois, ensuite des applications de cataplasmes aromatiques sur les parties les plus douloureuses, et seize sangsues aux deux jambes. Cette infortunée, réduite à l'état le plus déplorable, sollicita une place à l'hôpital du Mans, treize mois après l'invasion de cette maladie. L'action des muscles était alors très-bornée ou presque nulle, attitude fort gênée au lit; amaigrissement général, tristesse extrême, expressions plaintives continues; intensité de la fièvre lente et du marasme; les articulations des membres thorachiques et abdominaux presqu'entièrement recouvertes de tumeurs adhérente élastiques, peu saillantes, d'une forme irrégulière, avec douleurs lancinantes, sans altération à la peau. Le membre abdominal droit et le bras du côté opposé étaient les parties les plus douloureuses. Frottement des articulations avec bruit, lorsqu'elles exécutaient un mouvement quelconque; diminution apparente du diamètre des os longs dans leur partie moyenne; rétraction des muscles fléchisseurs des membres abdominaux; les dernières phalanges des doigts presque détruites.

Les digestions devenues plus difficiles encore, la malade rejettait par le vomissement tout ce qu'elle prenait; l'infiltration fut presque générale, surtout aux membres inférieurs; l'incohérence absolue des idées, etc., tout annonçait une fin prochaine. En effet, les douleurs diminuèrent subitement, et la mort survint après une courte agonie.

L'autopsie cadavérique n'a rien offert de bien remarquable dans les grandes cavités: les viscères étaient affaissés, flétris. Après avoir isolé des parties molles les os des différentes régions, on les a trouvés réduits à leur partie fibreuse, excepté les os longs, dont la partie moyenne ne présentait plus que certaines portions de phosphate de chaux, ce qui les rendait fort légers et faciles à couper. Le tissu spongieux était très-développé dans tous les os.

L'analyse chimique démontrant du phosphate de chaux dans les principes constituants du lait, ne pourrait-on pas attribuer cette maladie du systême osseux à sa déviation vers les glandes mammaires, où elle fut déterminée par la secrétion du lait, qu'un allaitement immodéré de neuf années successives avait exaltée, le sujet étant d'ailleurs d'une faible complexion?

CATALOGUE

Des Médecins, Chirurgiens, Pharmaciens, Naturalistes nés dans le Maine, qui se sont distingués par leur pratique ou leurs écrits [66].

MARBODÉE, naturaliste, né dans le Maine vers le milieu du onzième siècle. On trouve dans l'Ornithologie de Dagenville la citation d'un de ses ouvrages qui a pour titre : *Galli Cenomanensis de gemmarum, lapidumque pretiosorum formis, naturis, atque viribus, ad rei medicæ et scripturæ sacræ cognitionem.* Cette production en vers latins a été commentée par Allard, d'Amsterdam, et Villinganus.

[66] La notice de la plupart d'entr'eux se trouve dans les ouvrages suivants : *Historia Universitatis Parisiensis. Bibliothèque Française*, par GOUJET. *Dictionnaire* de MORÉRI. *Bibliothèque Française* de LACROIX du Maine et de DUVERDIER, par RIGOLEY DE JUVIGNY. *Dictionnaire Historique. Biographie Universelle*, etc.

BIGOT (Guillaume), né à Laval vers l'an 1480, se livra avec succès à la médecine et à la philosophie. Il publia divers ouvrages; les principaux sont : 1.° *Guillelmi Bigotii Lavalensis carmina.* 2.° *Epigrammata in empiricum quemdam* 3.° *Christiana philosophia, etc.*

BODIER (Jean), né au Mans en 1480, se distingua également en médecine et en philosophie. Le pape Jules II le choisit pour son médecin, et lui donna l'abbaye de Saint-Sébastien de Rome. Il fit un traité de l'immortalité de l'ame, et des recherches fort intéressantes sur la clinique. Mort à Rome en 1513.

PARÉ (Ambroise), né à Laval en 1510, exerça la chirurgie avec la plus grande célébrité. Il fut chirurgien de Henri II, de François II, de Charles IX et de Henri III, ce qui fit dire qu'il était *chirurgien des rois et roi des chirurgiens.* Il dut à sa grande renommée son salut dans la nuit affreuse de la Saint-Barthélemi. Brantôme rapporte que Charles IX le cacha dans sa chambre, pour le préserver du fer des meurtriers.

Ses œuvres, en un volume in-folio avec figures, ont été réimprimées plusieurs fois; l'édition la plus estimée est celle de 1614. Jacques Guillemeau les a traduites en latin. Ambroise Paré mourut en 1590, après avoir parcouru une carrière des plus glorieuses. Il tient parmi les chirurgiens le même rang qu'Hippocrate parmi les médecins.

PELLETIER (Jacques), médecin, né au Mans en 1517, se distingua dans les mathématiques et les belles-lettres. Il publia les productions suivantes : 1.° *Traité sur la Peste.* 2.° *Commentaire sur Euclide.* 3.° *Différens sujets de mathématiques.* 4.° *Description de la Savoie.* 5.° *De conciliatione locorum Galeni.* 6.° *Traduction en vers de l'Art poétique d'Horace.* 7.° *Dialogue sur l'orthographe et la prononciation françaises.* 8.° *Art poetique en prose.* 9.° *Les Amours des Amours, poème.* 10.° *L'Arithmetique revue et corrigée.* 11.° *Traité de l'Algèbre.* 12.° *Exhortation à la paix entre Charles-Quint et Henri II, roi de France.* 13.° *Description des planètes Jupiter et Saturne.* Il a laissé plusieurs autres ouvrages manuscrits. Mort à Paris en 1582.

CHAPLAIN (Pierre), né au Mans en 1516, acquit en chirurgie une haute réputation. Quoiqu'auteur de plusieurs ouvrages, l'on ne connaît de lui qu'un *Traité sur la Peste*, imprimé au Mans en 1551.

SERGENT (Ambroise), né au Mans en 1516, est auteur d'un ouvrage en vers sur la Peste. Il a laissé plusieurs manuscrits estimés.

HERET (Mathurin), médecin né au Breil en 1518, était plus connu par ses productions sur la littérature que sur la médecine. Il traduisit en français les *Problêmes d'Alexandre d'Aphrodisée*, avec notes; le *Banquet de Platon*, l'*Histoire de Dyctis de Crète, et de Daries*. Héret mourut en 1585.

BELON (Pierre), né à la Souletière, hameau de la paroisse d'Oisé, en 1518, professa la médecine dans l'université de Paris, se rendit célèbre par ses voyages, ses recherches en histoire naturelle, et ses travaux sur l'anatomie comparée. De retour en France il reçut les libéralités de

Henri II et de Charles IX ; les savants lui donnèrent des éloges. Il ne put jouir longtemps de sa gloire : à quarante-cinq ans Belon tomba sous les coups d'un assassin qui l'avait plusieurs fois calomnié.

Les ouvrages de ce célèbre naturaliste sont : 1.° *Histoire des poissons, traitant de leur nature et proprieté, avec les pourtraicts d'iceux.* 2.° *De la nature et diversité des poissons, avec leur description et naïfs pourtraicts, en sept livres.* 3.° *De aquatilibus cum iconibus ad vivam ipsorum effigiem, quoad ejus fieri potuit.* 4.° *Traduction du Traité de Dioscoride et Théophraste sur les plantes.* 5.° *Observations de plusieurs choses remarquables trouvées en Grèce, Judée, Egypte et autres pays étrangers, rédigées en trois livres.* 6.° *Remontrances sur les défauts du labour et de la culture des plantes, de la connaissance d'icelles, contenant la manière d'affranchir les arbres sauvages.* 7.° *De arboribus coniferis, resiniferis aliisque sempiternâ fronde virentibus, cum earumdem iconibus ad vivum expressis, item de melle cedrino, cedria agarico, resinis, iisque et coniferis, proficiscuntur.* 8.° *Pourtraicts d'oiseaux, d'animaux, serpents, herbes, arbres, hommes et femmes d'Arabie et d'Egypte, avec une carte du mont Athos et du mont Sinaï.* 9.° *Description des mines de Sidérocapsa en Macédoine.* 10.° *De admirabili operum antiquarum et rerum suspiciendarum præstantiâ liber, quo de Ægyptiis pyramidibus, de obeliscis, de labyrinthis sepulchralibus, et de antiquorum sepulturis agitur, etc.* 11.° *Histoire de la nature des oiseaux, avec leur description et naïfs pourtraicts, retirez du naturel, écrite en sept livres.* Il mourut en 1564.

FOULON (Abel), médecin minéralogiste, né à Loué en 1520, est auteur d'un traité qui a pour titre : *Machines, engins, mouvements et fontes métalliques.*

DENISOT (Gérard), né au Mans en 1521, a été médecin de Charles IX, de Henri III, de Henri IV, et membre de la Faculté de médecine de Paris. Il traduisit en vers grecs et en vers latins les Aphorismes d'Hippocrate. Ses autres productions sont ignorées. Mort à 75 ans.

BROSSARD (David), naturaliste, né au Mans vers l'an 1530, fit un traité d'Agriculture qui a servi de type aux Maisons rustiques publiées depuis.

AUBERT, né au Mans vers le milieu du seizième siècle, exerça la médecine à Lauzane. Il a donné différents ouvrages de médecine qui ont été en réputation.

DE LÉPINE (Jean), né au Mans vers l'année 1560, a été médecin du roi de Navarre. Il s'occupa beaucoup d'astrologie et de traductions.

GERBERON (Gabriel), chirurgien, né à Saint-Calais vers la fin du seizième siècle, est auteur du *Bouquet anatomique*, poème, et d'une *Description du corps humain*.

BODEREAU (René), né au Mans au commencement du dix-septième siècle, a laissé plusieurs manuscrits ; les plus remarquables sont : 1.° *Theoremata medica singulis morbis dicata, cum selectis quibusdam remediis.* 2.° *Medicamenta selecta et parata facilia.* 3.° *De mulierum et pue-*

rorum morbis. 4.° *Observationes medicæ sub anno* 1661 *et* 1662. 5.° *Opuscula medica.* 6.° *Remarques générales sur la Chimie.*

MORIN (Louis), né au Mans en 1635, annonça dès l'enfance des dispositions rares pour la botanique. Il étudia la médecine à Paris, et fut membre de l'académie des sciences. Quoique très-faiblement constitué, il parvint à un âge avancé. On a de lui : 1.° *Index grec et latin sur Hippocrate*, préféré à celui de Pinus. 2.° Une longue suite d'*Observations météorologiques.* 3.° *Système sur le passage de la boisson et de l'urine.* 4.° *Catalogue raisonné du Jardin des plantes.* Morin avait un herbier, un médaillier et une bibliothèque considérables.

BOUVARD (Charles) né au Mans en 1573, fut médecin de Louis XIII, dont il reçut des preuves d'affection et de générosité. Il a laissé plusieurs bons manuscrits. Mort à Paris en 1658.

TROUILLARD-DE-LABOULAYE (Jacques), né au Mans en 1580, a été médecin d'Henri IV. Il traduisit en français un *Dialogue de Théophraste Paracelse, contenant la défense de la Chrysopée*; ensuite *l'Accusation de l'Alchimie sophistique.*

DU TRONCHAY (Gaspart), né à Mayenne en 1584, exerça la médecine à Paris. Un sentiment de jalousie que Fernel conçut contre lui, l'obligea de quitter cette ville pour aller se fixer à Rennes. On remarque parmi ses œuvres : 1.° Traité en vers sur la santé, qui a pour titre, *l'Allégresse.* 2.° *Grammaire française avec une nouvelle orthographe.* 3.° *Poème sur le jour.* 4.° *De sanitate tuendâ*, et autres ouvrages.

CUREAU-DE-LA-CHAMBRE (Marin); né au Mans en 1596, fut médecin ordinaire de Louis XIV, qui le pensionna et le fit présenter à l'académie des sciences par son ministre Colbert. Les productions les plus connues de ce médecin sont : 1.° *Caractère des passions* 2.° *L'Art de connaître les hommes.* 3.° *Systéme de l'ame.* 4.° *De la connaissance des animaux.* 5.° *Nouvelles observations sur l'iris.* 6.° Dis-

cours sur les causes du débordement du Nil. 7.° *De la nature divine, selon les Platoniciens.* 8.° *Nouvelle méthode pour expliquer Hippocrate et Aristote.* 9.° *Philosophie platonicienne.* 10.° *Physique d'Aristote.* 11.° *Nouvelles conjectures sur la digestion.* 12.° *Dissertation sur les Aphorismes d'Hippocrate.* 13.° *Discours sur la chiromancie.* 14.° *Discours sur l'amitié et la haine entre des animaux.* 15.° *Observations de Philolete sur le libelle : Optatus Gallus de cavendo chismate.* 16.° *Recueil de lettres, etc.* Si les écrits de ce médecin ont été avantageusement accueillis, ses précieuses qualités domestiques n'ont pas été moins admirées. Mort à Paris, à l'âge de 75 ans.

PLANCHE (Guillaume), né à Javron en 1611, se distingua en médecine et en théologie. Il traduisit Philon, corrigea les lettres de Budée, et donna différents traités de médecine, parmi lesquels l'on remarque un commentaire sur les Aphorismes d'Hippocrate.

MERSENNE (Pierre), né à Oizé vers le commencement du dix-septième siécle, est auteur d'une Replique à la réponse de Jean Rouleau, sur les expériences anatomiques de Piquet.

PIRARD (François), chirurgien, né à Laval en 1615, fit de longs voyages aux Indes orientales, aux Moluques et au Brésil. Il en publia une relation très-estimée.

DIEUXIVOYE (Bertin), né au Mans vers le commencement du dix-septième siècle, exerça la médecine à Paris, où il fut doyen de la faculté. On ne connaît de lui que l'*Appendix de liquore cyreanico.*

PICARD (Jean), né à la Flèche en 1620, fut choisi par l'académie des sciences dont il était membre, pour s'occuper de la mesure du globe. Il se retira pour cet ouvrage dans le château que Tico-Brahé avait fait élever en Danemarck, où il travailla avec Cassini.

Picard a laissé 1.° *Pratique des grands cadrans pour le calcul.* 2.° *Traité du nivellement.* 3.° *Fragments de Dioptrique.* 4.° *Abrégé de la mesure de la Terre*, etc. Mort à Paris en 1683.

POUPART (François), né au Mans en 1661, se livra à la médecine spéculative, à l'histoire naturelle. Il fit preuve d'une vaste érudition, et fut membre de l'académie des sciences. Ce savant publia plusieurs ouvrages, dont les principaux sont : 1.° *De formicâ-leone.* 2.° *De formicâ-pulice.* 3.° *Observations sur les moules.* 4.° *Dissertation sur les sangsues.* 5.° *Chirurgie complète.* 7.° *Observations sur les insectes hermaphrodites.* Plusieurs traités insérés dans les Mémoires de l'Académie des sciences. Mort à Paris, à l'âge de 48 ans.

FORGES (Louis-François), né à la Flèche en 1632, se livra à l'étude de la médecine avec autant d'ardeur que de succès. Il se fit remarquer par une rare érudition, et donna, étant fort jeune, un Traité de l'Esprit, dans lequel il profita de tout ce que Descartes avait écrit sur cette partie. Il a aussi publié plusieurs autres ouvrages.

TAUVRY (Daniel), né à Laval en 1669, fut doué de dispositions heureuses et très-précoces. A l'âge de dix ans il soutint une thèse de philosophie, et à quinze il fut reçu docteur en médecine. L'anatomie l'occupa d'abord exclusivement, et à dix-huit ans il publia une Anatomie raisonnée qui eut quatre éditions. A vingt-un ans il donna au public son Traité des médicaments. Peu de temps après il fit paraître un Traité des maladies aiguës, qui fut suivi d'un ouvrage intéressant sur les maladies chroniques, et de mémoires fort importants.

Fontenelle fit le plus grand éloge de ce médecin et le fit recevoir à l'académie des sciences. Une mort très-prématurée enleva Tauvry à la médecine, lorsqu'il s'engagea contre Méry dans cette fameuse discussion sur la circulation du sang dans le fétus.

FARCY (Augustin), né à Villaine en 1580, se signala dans la pratique de la chirurgie par ses rares talents. Il parvint à guérir des ulcères regardés alors comme incurables. Mort en 1754.

PERROTIN (François), né à la Flèche en 1702, se livra spécialement à la chirurgie. Il obtint des succès marqués dans les maladies les plus graves, dont il fit une étude approfondie. Perrotin a donné un traité sur la fistule, qui fut favorablement accueilli de l'Académie de Chirurgie.

DALIBART (Thomas-François), né à Crannes en 1703, fit une étude très-appliquée de la botanique, et publia : 1.° *Floræ parisiensis Prodromus.* 2.° *Experience sur l'Electricité.* 3.° *Avertissement sur la Traduction des lettres de Franklin.* 4.° *Histoire des Incas.* Dalibart mourut en 1777. Buffon, à qui il donna des leçons de physique et de mathématiques, a fait plusieurs fois l'éloge de ses talents.

BARBEU-DUBOURG (Jacques) né à Mayenne en 1709, exerça la médecine à Paris, et y professa la pharmacie. La connaissance approfondie des langues anciennes lui donna un rang élevé parmi les savants. Il a soutenu avec distinction les thèses suivantes : 1.° *Datur-ne etiam vitalium organorum somnus? affirmat.* 2.° *Utrum anni climaterici cæteris periculosiores ? negat.* 3.° *An variolarum morbus absque eruptione ? affirmat.* 4.° *An tracheotomiæ nunc scalpellum, nunc trigonus mucro? affirmat.* Au nombre de ses productions les plus notables se trouvent : 1.° *Chronographie en trente-cinq planches réunies et roulées sur deux cylindres, imitant la révolution des siècles ;* elles sont précédées d'un discours instructif. 2.° *La Gazette de médecine*, sous le titre de *Gazette d'Epidaure.* 3.° *Le Botaniste français*, traité dans lequel l'auteur expose un système qui paraît participer également de la méthode naturelle et de la méthode artificielle. 4.° *Code de la raison humaine.* 5.° *Projet d'un cours complet de médecine.* 6.° *Recherches sur la durée de la grossesse et le terme de l'accouchement.* Barbeu-Dubourg fut éditeur des œuvres de Franklin, traduites de l'anglais par M. Lemy. Mort à Paris en 1779.

BRÉDOR (Pierre), né à Avoise-sur-Sarthe en 1721, fut professeur d'anatomie à Paris et membre de l'académie des sciences. Outre plusieurs mémoires sur la médecine, il publia un traité d'ostéologie et une thérapeutique.

LIVRÉ (Eustache), Pharmacien, né au

Mans en 1728, était correspondant de la Société de Médecine de Paris, et chimiste-naturaliste de l'apanage de Monsieur, frère de Louis XVI. Il a laissé plusieurs manuscrits parmi lesquels l'on remarque, 1.° *Tableau historique de la province du Maine, considérée sous le rapport de ses productions naturelles et artificielles.* 2.° *Mémoire sur la culture du* Robinia pseudo-acacia, *sur celle du blé d'Angleterre et du seigle de Russie.* 3.° *Projet de décret sur les moyens d'écarter de la pharmacie l'ignorance et le charlatanisme.* (Eustache Livré était alors député aux Etats-Généraux.) 4.° *Description d'un calcul urinaire, qui avait pour noyau un morceau de bois.* 5.° Quelques mémoires intéressants sur l'économie rurale et sur l'administration publique. Il mourut au Mans en 1804.

VÉTILLARD-DU-RIBET (Michel-Noël-Patrice), né au Mans en 1729, fut correspondant de la Société de médecine de Paris, et médecin de l'apanage du comte de Provence. Il a publié les productions suivantes: 1.° *Mémoire sur le seigle ergoté et sur les maux qui en résultent.* 2.° *Observations sur les funestes effets de la vapeur du charbon.* 3.° *Description d'une chenille vivante rendue par le vomissement.* 4.° *Mémoire sur l'épidémie dyssentérique qui affligea la ville de Mamers.* 5.° *Histoire médicale de la dyssenterie qui a ravagé les cantons de Tuffé et du Grand-Lucé.*

Vétillard-Du-Ribet mourut au Mans en 1782, Vicq-d'Azir a fait un éloge très-flatteur de ses vertus domestiques et du zèle courageux qu'il montra dans diverses épidémies.

FAGUIER (Jean) l'aîné, né au Mans en 1731, fut chirurgien des gardes-du-roi. En 1782 il publia un *Essai sur les substances animales, végétales et minérales.* Il a laissé plusieurs bonnes dissertations sur la chirurgie.

Je regrette de ne pouvoir rappeler au lecteur les hommes recommandables qui ont échappé à mes recherches.

TABLE.

PREMIERE PARTIE.

SECONDE PARTIE.

FIN.

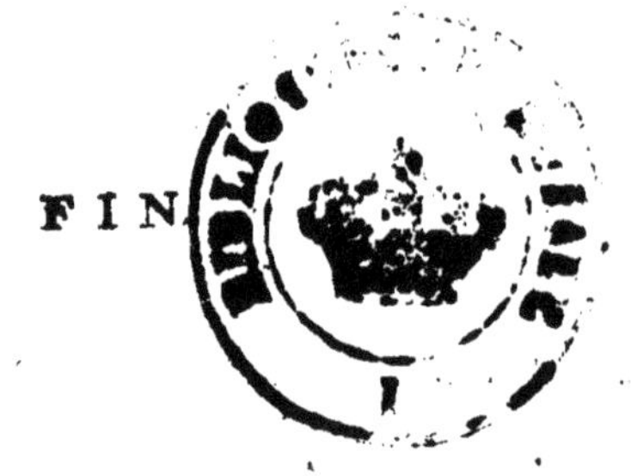

www.ingramcontent.com/pod-product-compliance
Ingram Content Group UK Ltd.
Pitfield, Milton Keynes, MK11 3LW, UK
UKHW020553180726
13838UKWH00001B/220